목, 허리 건강의 비밀

목, 허리 건강을 위한 필독서

목, 허리 건강의 비밀

김영범 지음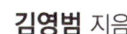

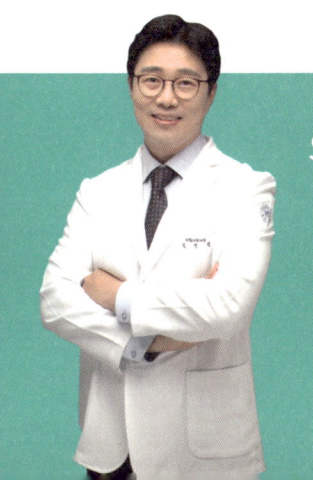

왜 당신에게만 디스크가 발병했는가?
언 발에 오줌 누기 식의 치료는 이제 그만!
건강한 목, 허리 척추를 되찾기 위한 해법!

생각나눔

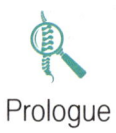
Prologue

　우리 조부모와 부모 세대의 피땀 어린 노력으로 대한민국은 한강의 기적을 이루어 내었고, 세계에서 가장 못 사는 후진국에서 OECD 국가에 들어가는 훌륭한 나라로 발전하였다. 이에 발맞추어 우리나라 사람들의 기대수명은 82세를 넘어가고 있다. 반면에 큰 질병 없이 살 수 있는 건강수명은 73세로 추정되는데, 이 수치대로라면 이 세상을 떠나 천국 문에 들어설 때까지 마지막 10년 정도를 장애와 고통을 가지고 살아가야 한다는 뜻이다. 얼마 전 세계적으로 권위 있는 유명 의학 학술지인 『란셋(Lancet)』에서 2030년 한국 여성들의 기대수명을 90세로 예측한 연구 결과가 발표되었다. 신체 건강을 잘 관리하여 건강수명을 늘리지 않는다면 이 세상을 떠나는 그때까지 17년이라는 긴 시간 동안을 괴롭게 살아가야 할지도 모른다. 통증, 장애를 앓으며 오래 장수하기를 원하는 사람은 별로 없을 것이다. 누구나 날씨 좋은 날이면 산책과 등산을 하고, 사랑하는 가족과 마트나 백화점에서 쇼핑도 하고, 해외여행도 하면서 건강한 노후를 보내길 원한다.

　목과 허리로 대표되는 척추는 인간다운 삶을 위한 우리 몸의 기둥으로서 반드시 건강하게 유지되어야 한다. 걷는 것부터 시작해서 근로 활동, 스포츠 활동까지 모든 신체활동의 시작점이며 기본이 되는 기능을 담당한다. 대한민국 육군 정비부대에는 "닦고 조이고 기름치자!"라는 말이 대문짝만하게 붙어 있다. 자동차의 기능을 잘 유지하여 고장 없이 오랫동안 사용하기 위함이다. 사람의 척추도 비슷하다. 척추의 건강을 지키기 위한 핵심은 두 가지로 요약될 수 있다. 첫째는 질병이 없다면 건강하게 잘 유지하면 되는 것이고, 둘째는 불행히도 질병이 발생하였다면 최선의 치료를 받아 최고의 신체기능을 유지해야 한다.

어찌 보면 단순한 이 두 가지 원칙을 지키는 것이 현실에서 그리 녹록지 못하다. 일단 일반인들이 척추 건강을 유지하는 기본적인 의학지식에 그리 밝지 않은 것이 한 가지 문제이며, 또한 인간이 가지고 있는 기본적인 탐심과 자본주의의 단점과 함께 복잡하게 얽혀 만들어진 의료체계의 왜곡으로 적절한 시기에 최선의 치료를 받기가 쉽지만은 않은 것이 사실이다.

우리 몸의 가치는 자동차와 비교할 수 없다. 자동차는 돈을 들이면 다시 새것으로 바꿀 수 있지만, 인간의 몸은 한 번 망가지면 되돌리기가 쉽지 않다. 현대 의학은 너무 깊고, 넓고, 다양하다. 많은 치료법이 있지만, 대부분의 사람들은 의료에 대해서 무지하다. 척추질환이 발생했을 때 그나마 친한 의사가 있으면 조언을 구하겠지만, 편하게 연락할 수 있는 친한 의사가 없는 사람이 대부분이다. 나는 이 책에서 척추 건강을 위해 알아야 할 기초지식과 집에서 혼자 할 수 있는 운동 방법들과 질병 발생 시 치료 결정에 도움이 될 만한 정보들을 전달하고자 한다. 이 책은 척추질환에 대한 실제적인 치료를 위해서 쓴 책이 아니다. 치료에 대해서 일반적인 조언을 제시하였으나, 상황에 맞는 정확한 진단과 올바른 치료는 진료를 통하여 이루어져야 한다. 이 책은 의사의 진료를 절대로 대신할 수는 없다는 것을 미리 말씀드린다.

2015년 설레는 마음으로 『우리집 관절·척추 주치의』를 출간한 이후에도 많은 의학연구들이 쏟아져 나왔으며, 나의 경험과 노하우 또한 축적되었다. 크리스천으로서 하나님께서 주신 거룩한 의학 지식을 더 값지게 사용해야 한다는 신념과 이 세상 속에서 이웃과 타인에게 조금 더 도움이 되어야 한다는 마음속 숙제를 계속 가지고 살다가 드디어 포커스를 척추에 맞추고 내용을 보강하여 『목, 허리 건강의 비밀』을 다시 출간하게 되었다. 이 책이 여러분들의 몸에 대해 올바로 알고, 건강을 지키는 데 도움이 되었으면 좋겠다.

이 책의 지면을 빌어 먼저, 항상 내 삶을 선한 길로 인도하시고, 고난과 시험 중에 피난처 되시며, 넘치는 평안을 주시는 내 삶의, 우리 가정의 주인이신 살아계신 하나님 아버지께 감사드린다. 그리고 의사로서 최선을 다해 환자를 진료하고, 워킹맘으로서 바쁜 가운데에서도 두 아이들을 정성으로 양육하며, 항상 묵묵히 든든하게 남편을 지지해 주는 아내에게 사랑과 감사의 마음을 전한다. 항상 나에게 활력소가 되어주고, 에너지가 넘치고, 밝고 예쁜 두 딸 시연이와 다연이에게도 사랑의 마음을 전하며, 또한 내 삶의 전폭적인 지지자이며 항상 올바르고 바른 삶의 모습을 보여주시고, 검소한 삶의 자세를 유산으로 물려주신 아버지와 어머니에게 감사의 말씀을 드린다. 마지막으로, 근로복지공단 대구병원에 소속된 같은 직원으로 일할 때도 놀 때도 항상 적극적이며, 이 책의 운동 사진의 모델이 되어준 얼굴과 마음이 아름다운 김효경 선생님에게도 감사의 말씀을 전한다.

  오래 사는 것은 분명한 축복이다. 그러나 이 축복의 기본 전제는 건강이다. 평상시 꾸준한 운동을 통하여 몸을 건강하게 유지하고 질병이 발생했을 때는 올바른 지식을 가지고 적절한 치료를 잘 받는 것이 행복한 노후를 위해 필수적이다. 이 책을 읽은 분들의 삶이 항상 행복하기를 바란다.

목 차

PART 1
목/허리건강의 필수 3요소

왜 나에게 허리디스크가 발생했을까?	14
허리/목 건강의 핵심 추간판(디스크)	17
필수 3요소를 관리하면 100세 등산이 거뜬하다	24
필수 ①: 척추 스트레스 최소화	28
필수 ②: 정상 척추 형태 유지	32
필수 ③: 중심 근육의 안정화	35
통증 치료에서 끝내지 말고, 목·허리통증의 근본을 잡자	41

PART 2
질환을 아는 것이 치료의 첫걸음

신경을 안 눌렀어도 매우 아픈 허리디스크	46
내 허리통증 혹시 허리디스크? 허리디스크의 증상은?	49
디스크와 척추협착증은 어떻게 다른 것일까?	56
목 디스크	60
목 어깨의 통증? 혹시 목 디스크?	67
스마트폰이 만든 거북목	70
교통사고 후 뒷목 통증, 채찍질 손상	73

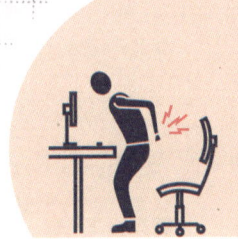

PART 3

목, 허리건강을 위한 의학 지식

감기보다 더 흔한 목/허리통증	80
대부분의 목/허리통증은 저절로 좋아진다	82
단순한 허리통증이 허리디스크 전조 단계	85
대부분 허리를 굽힐 때 디스크가 터진다	90
아침에, 그리고 추운 날 디스크 특히 조심해야!	93
정상적인 퇴행 변화로 추간판 탈출은 매우 흔하다	97
튀어나온 디스크는 대부분 저절로 크기가 작아진다	101
급성 허리디스크 초기 치료는 어떻게?	105
디스크 통증이 매우 심할 때는 신경차단술	108
급성 디스크 시 바로 척추교정치료는 위험	111
디스크 시술에 대한 어느 유명한 명의의 말, '美言不信'	115
이럴 때는 디스크 수술을 해야 한다	120
최후수단인 수술 치료는 신중하게 결정하자	123
스테로이드 약물은 잘 쓰면 명약 못 쓰면 독약	129
외상으로 인해 순간적으로 디스크가 발생할 수 있나요?	132
장시간 휴식과 보조기 착용이 척추 건강을 망가뜨린다	134
기대수명 증가, 척추암을 의심해야 할 증상들	136

PART 4

건강한 척추를 위한 바른 자세

서서 일할 때의 자세	140
앉아 있을 때의 자세	141
앉아서 일할 때의 자세	142
스마트폰을 사용할 때의 자세	143
물건을 들 때의 자세	145
운전할 때의 바른 자세	146
앉아서 신발 끈 맬 때의 자세	148
세수할 때의 자세	149
허리건강을 위해 피해야 할 자세와 운동	150
잠잘 때 좋은 베개는?	153
잠잘 때 좋은 매트리스는?	156

PART 5

건강한 척추를 위한 자가 운동법

걷는 유산소 운동이 디스크에 보약이다	160
허리 국소 중심 근육 운동	163
허리 글로벌 중심 근육 운동	172
허리 신전 운동	178
목 신전 운동	181
목 중심 근육 운동	183

PART 6
100세 장수 시대, 척추 건강

증상 없는 골다공증이지만, 골절 발생하면 심각	188
골다공증성 골절의 위험요인과 T점수	192
골밀도가 정상이어도 뼈가 약할 수 있다	195
50대에 급격히 떨어지는 골량, 미리 예방이 중요	198
뼈의 건강에 중요한 칼슘	201
뼈의 건강에 중요한 햇빛 비타민	205
골다공증 예방과 치료, 걷기로는 부족하다	209
노인은 운동을 어떻게 시행해야 하나?	212
스테로이드가 골다공증을 만든다	215
골다공증약 복용 언제부터 시작해야 하나?	217
다양한 골다공증약, 어떤 약을 선택하면 좋을까?	219
골다공증약은 얼마 동안 복용해야 할까?	223
골다공증으로 발생한 척추압박골절의 치료는?	226
척추 압박골절 골시멘트 시술 해야 하나?	229

PART 7
허리통증과 취미 운동

걷기, 조깅, 등산	234
수영	236
골프	237
자전거 타기	240
테니스, 탁구, 배드민턴	242

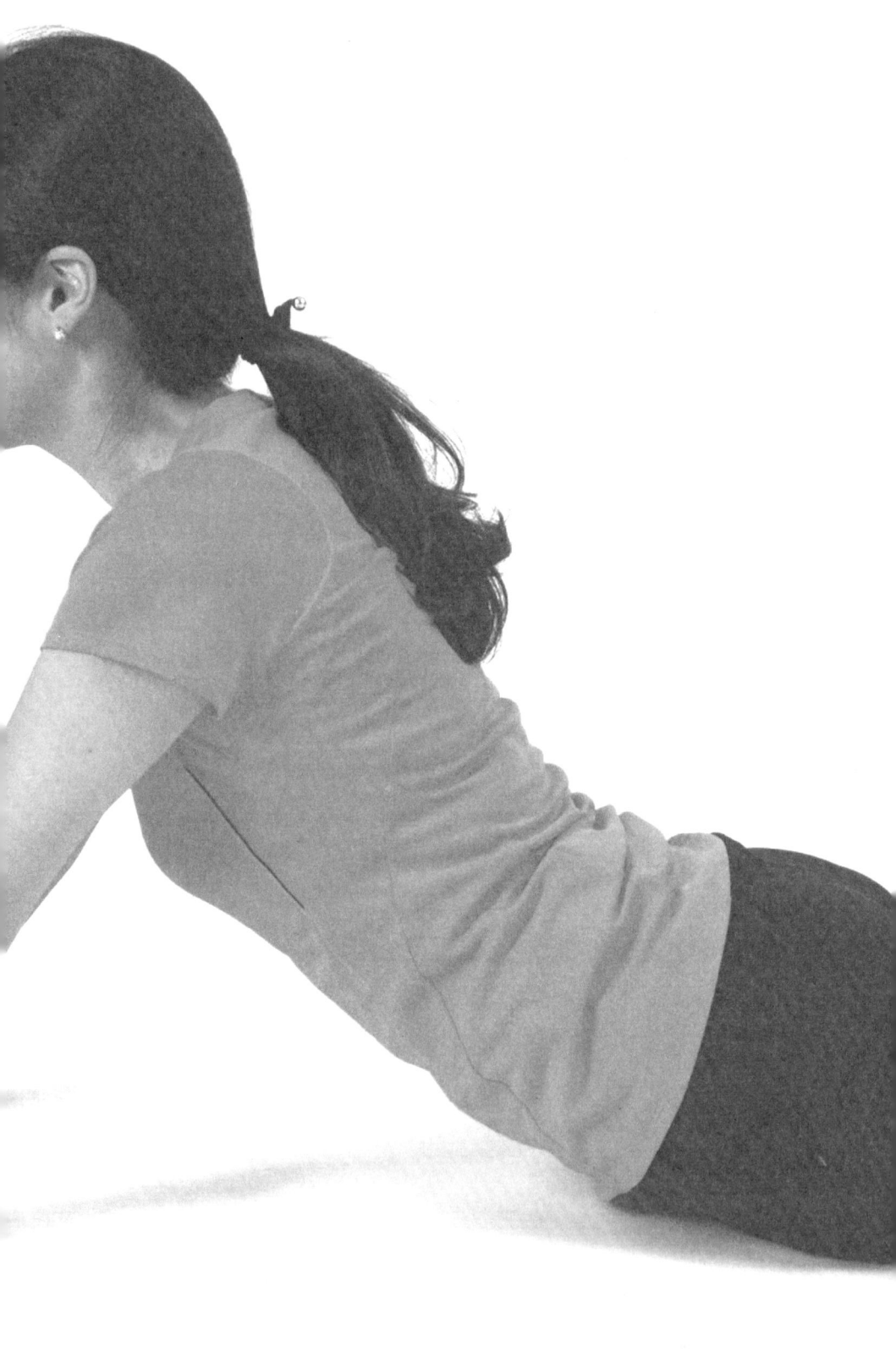

PART 1

목/허리건강의
필수 3요소

01 왜 나에게 허리디스크가 발생했을까?

👨 환자 1 28세 남자, 사무직

자전거를 타고 출·퇴근하며 윗몸 일으키기 운동을 자주 합니다. 어제 자고 일어나서부터 허리가 아프기 시작하더니 오늘 아침에는 허벅지 뒤쪽으로 당기고 저린 증상이 발생하여 걷기가 힘들 정도입니다.

👩 환자 2 32세 여자, 사무직

한 달 전부터 허리에 통증이 시작된 것 같습니다. 특별히 무거운 물건을 들고 일한 적은 없으며 온종일 앉아서 컴퓨터로 업무를 합니다. 처음에는 허리만 아팠는데 2-3주 전부터 점차 우측 엉덩이와 뒷다리로 저린 통증이 발생하였고, 점점 심해집니다.

👨 환자 3 35세 남자, 물리치료사

3일 전 환자분을 이동시키다가 갑자기 허리에 통증이 발생하였습니다. 다음 날 허리통증이 극심해서 일어나지 못할 정도였고, 오늘은 허리뿐만 아니라 왼쪽 허벅지 뒤쪽으로 극심한 통증이 있어 일하기 어려울 정도입니다.

허리 척추를 연결해 주는 추간판(디스크)이 손상되면서 수핵이 새어 나오고, 강한 염증을 일으켜 주위의 신경을 자극하거나 기계적으로 압박하게 되어 발생하는 질환이 바로 허리디스크다. 척추체 사이에 들어있는 '디스크'라는 것은 의학 용어로 '추간판'이라고 하는데, 이 책에서는 앞으로 추간판이라는 용어를 사용하여 기술하도록 할 것이다.

위에 제시한 3가지의 환자 증례는 실제로 허리디스크가 발병하여 내 진료실을 찾았던 사람들의 이야기이다. 대부분의 사람들은 허리디스크 없이 잘 살아가고 있는데, 왜 나에게 허리디스크가 발생한 것일까?

이 환자들이 척추 건강을 위한 요건들을 잘 관리했더라면 허리디스크가 발생하지 않았을 것이다. 이 질문에 대한 답을 발견하고 그것을 교정하는 것이, 그리고 허리 질환이 발생하기 전에 미리 예방하는 것이 100세 척추 건강을 지키기 위한 핵심 비법이며, 내가 이 책을 쓰기로 한 이유이다.

이것에 대한 답은 허리 질환이 없는 사람들에게는 앞으로 올 120년 장수 시대에 인간답게 살 수 있는 건강한 허리를 유지하는 방법을 제시해 줄 것이며, 허리, 목 디스크가 이미 발병한 환자들에게는 재발을 줄이는 근본적인 치료방법이 될 것이다.

우리 몸은 치료보다는 예방이 훨씬 더 효과적이다. 척추의 건강에 핵심인 목과 허리의 추간판 또한 마찬가지다. 인간의 추간판은 직립보행으로 인하여 평생 중력으로 인한 스트레스를 받게 되며, 누구나 퇴행성 변화라는 과정을 겪게 된다. 몸의 기능은 떨어지고, 조직의 튼튼함은 저하된다. 헝겊을 오래 쓰면 해지는 것과 비슷하다. 그러나 퇴행성 변화 자체는 병이 아니다. 인간을 비롯한 생물 모두에서 발생하는 정상적인 노화 과정이다. 가끔 퇴행성 변화를 병으로 생각하여 안 받아도 될 치료를 받는 사람들도 있다. 퇴행성 변화로 약해지는 인체조직이지만, 예방을 잘하면 병으로 가는 것을 충분히 예방할 수 있다. 한 번 찢어진 헝겊은 아무리 잘 꿰매도 절대로 찢어지기 전의 정상적 모양을 회복할 수 없다. 그리고 또한 한 번 찢어진 헝겊은 그 강도가 약해져 쉽게 찢어지기 때문에 더 잘 관리해야 한다. 이 책에서 말하는 내용을 잘 읽고 이해하여 장수 시대에 건강한 척추를 만들고 유지해 보자.

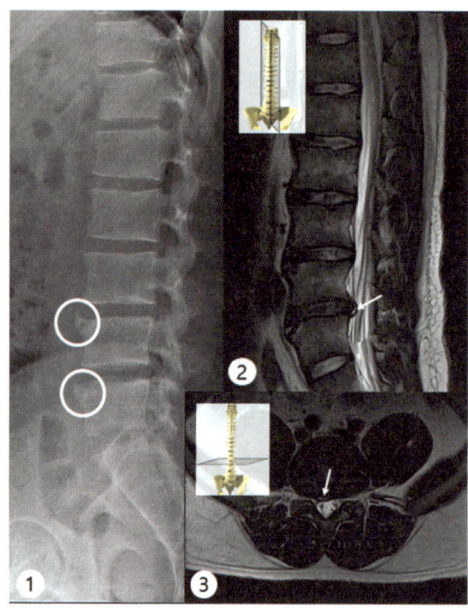

🔍 환자 3)의 35세 물리치료사의 허리 엑스레이와 MRI 사진이다. ①번 엑스레이 사진에서는 허리가 일자인 모양이 보이고 허리에 하중이 많이 가서 추간판이 척추체 앞쪽 종판을 깬 모습(흰 원)이 관찰된다. ②, ③은 허리를 세로로 수평으로 잘라서 관찰한 MRI 사진이다. 요추 5번-천추 1번 사이의 추간판이 찢어져 수핵이 뒤쪽으로 새어 나온 모습(흰 화살표)을 보여준다.

02 허리/목 건강의 핵심 추간판(디스크)

- ✔ 대부분의 허리 질환과 이로 인한 허리통증은 추간판 손상 때문에 발단이 된다. 추간판을 건강하게 유지하는 것이 목, 허리건강의 핵심이다.
- ✔ 걷기 운동 등의 유산소 운동은 추간판에 영양분을 잘 공급하여 추간판을 건강하게 해준다.

허리의 건강을 위해 가장 중요한 핵심 구조물인 추간판은 척추뼈들을 연결하여 척추의 운동을 가능하게 만들어주고, 일상생활이나 근로 활동 중 척추뼈에 가해지는 충격을 흡수해주며 척추에 가는 하중을 분산시켜주는 중요한 역할을 담당한다.

이 추간판이 손상되어 정상기능을 발휘하지 못하면 여러 허리 척추질환을 유발하게 되어 허리통증이나 엉덩이나 다리로 방사되는 통증을 만들게 되는데, 이런 통증의 약 80~90%는 직·간접적으로 추간판의 손상으로 유발되는 것이다.

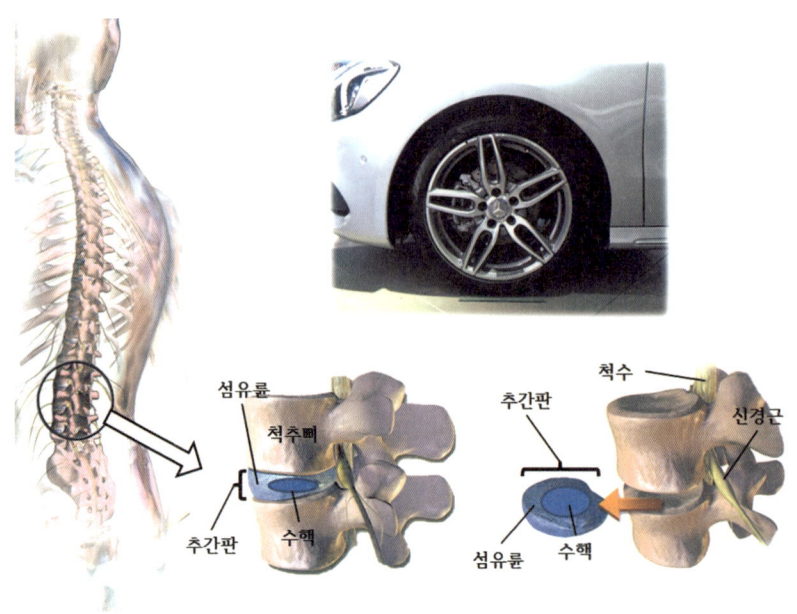

🔍 추간판은 수핵과 섬유륜으로 이루어져 있다. 기능적으로는 타이어에 비유할 수 있다. 수핵은 타이어의 고무 튜브, 수핵은 고무 튜브 안의 공기와 같다.

건강한 추간판은 구조상으로는 크림빵과 비슷한 구조로 생겼다. 중심부에는 젤리 같은 깨끗한 수핵이 들어 있고, 그 바깥쪽에는 탄력 있는 섬유륜으로 둘러싸여 있다. 기능적으로는 타이어에 비유할 수 있다. 온전한 고무 튜브 안에 공기가 적절하게 들어 있어야 자동차는 안정적으로 충격을 흡수면서 주행할 수 있는 것처럼, 온전한 섬유륜 안에 수핵이 적절하게 들어 있어야 우리 몸은 안정적으로 척추에 가는 충격을 흡수하면서 목과 허리를 부드럽게 움직일 수 있다.

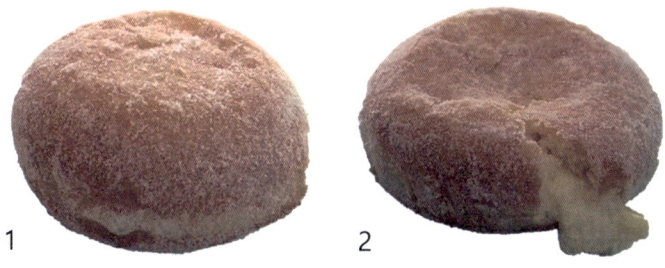

🔍 추간판의 구조는 크림빵(①)과 비슷하게 생겼다. ②번처럼 추간판이 손상되어 내부에 있는 수핵이 흘러나오게 되면 허리와 다리에 심한 통증을 만들게 된다.

70%가 수분으로 이루어져 있는 추간판은 우리 몸에서 혈관이 없는 가장 큰 인체 구조물이다. 처음 태어날 때는 수핵과 섬유륜에 혈관이 직접 관통하지만, 8세 이후에는 수핵과 섬유륜의 안쪽에는 혈관이 관통하지 않아 양측 척추뼈의 끝부분인 종판에서 확산하여서 영양분을 공급받아야 한다. 성인의 추간판 내부에는 혈관이 없어 혈류 공급이 되지 않기 때문에 찢어지는 손상이 발생할 경우 치유와 재생이 매우 어렵다.

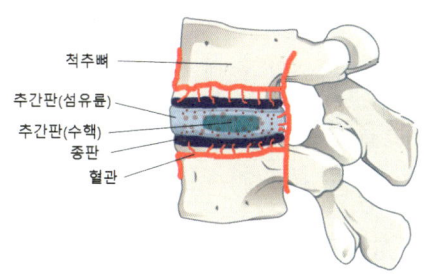

🔍 요추 추간판에는 혈관이 없어서 양 끝에 있는 종판에서 영양분이 퍼진다. 이 영양분의 공급과 노폐물의 배출은 추간판의 압력이 낮고 유연성 있게 움직이는 펌프작용을 할 때 원활하게 이루어져 추간판의 건강이 유지될 수 있다.

추간판의 건강을 위해서 중요한 것은 나이, 압력, 움직임이다. 나이가 들어가면서 발생하는 노화라는 것은 추간판도 피할 수가 없다. 추간판이 퇴행성 변화를 겪게 되면서 완벽한 충격흡수와 유연성을 갖춘 그 본래의 기능이 저하된다.

추간판에 걸리는 압력(스트레스) 또한 중요한 요인이다. 추간판은 물을 흡수하고 배출하면서 영양분들을 흡수하고 노폐물들을 배출하게 되는데, 이를 가능하게 하는 것이 압력의 적절한 변화이다. 추간판 대부분은 수분으로 이루어져 있으며, 이 수분이 추간판의 내·외부를 들락날락하면서 확산에 의해서 영양분을 실어 나르게 된다. 따라서 추간판에 수분량과 적절한 긴장도 유지는 매우 중요하다. 가령, 무거운 물건을 들어서 추간판에 걸리는 하중이 늘게 되면 추간판 내부 압력이 높아지면서 수분이 디스크에서 빠져나가게 되며, 무릎을 세우고 가만히 누워 있는 자세에서는 디스크에 걸리는 하중이 낮아 추간판 내부 압력이 떨어지면서 추간판은 수분을 흡수하게 된다. 이것은 실제로 신장(키)의 차이로 나타나는데, 디스크가 건강한 청소년기의 학생들은 아침저녁의 신장 차이가 키의 2%까지 차이가 나는 반면에, 퇴행성 변화가 진행되어 추간판의 수분이 많이 줄어든 노인기에는 0.2% 정도로 차이가 줄게 된다.[1]

건강한 젊은 추간판은 펌프작용을 잘하면서 두께가 유연하게 변할 수 있지만, 추간판이 노화되면 물을 흡수하고 배출하는 펌프 능력을 소실하게 된다. 추간판의 물이 점점 빠지게 되면 충격흡수 능력은 점점 떨어지게 되어 부드러운 성상이 딱딱한 성상으로 변하게

---

1 Koller W, Muhlhaus S, Meier W, Hartmann F. Biomechanical properties of humanintervertebral discs subjected to axial dynamic compression: influence of age anddegeneration. J Biomech 1986;19:80716.

된다. 이것은 처음 개봉한 말랑말랑한 찰흙이 건조되어 수분이 빠지면서 단단해지는 것을 생각하면 이해가 쉽다. 추간판에서 수분이 다 빠지게 되면 MRI 영상에서는 '블랙 디스크'라는 모습으로 관찰된다. 퇴행성 변화가 더 진행하게 되면 추간판 탈출도 발생할 수 있다. 그렇지만 이것이 디스크라는 병이 아님은 매우 중요한 사실이다. 블랙 디스크나 추간판 탈출이 있어도 아무런 증상이 없는 사람이 매우 많다. 추간판 탈출도 증상이 없다면 정상적인 퇴행성 과정임을 명심하자.

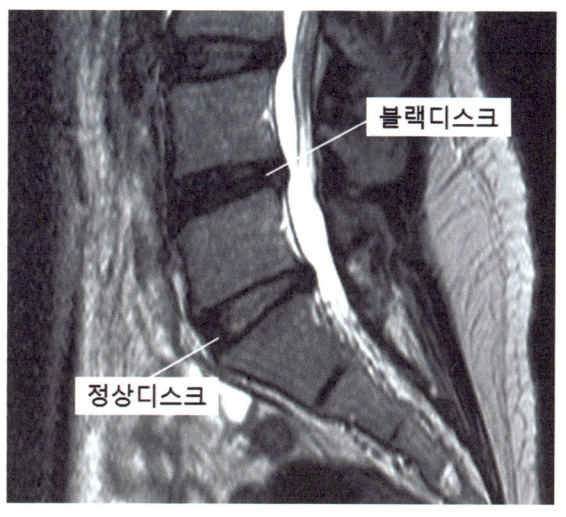

Q 아무런 증상이 없었던 여자의 MRI 사진 모습이다. 디스크의 퇴행소견으로 블랙 디스크와 추간판 돌출 소견이 보인다. 이런 소견 자체가 병적인 것이 절대 아니다. 정상적으로 누구에게나 찾아오는 추간판 노화의 한 과정으로 대부분의 사람에게서 나타난다.

추간판에 가해지는 압력(스트레스)이 낮을 때에 원활한 수분과 영양분 공급은 잘 이루어진다. 압력이 높으면 추간판이 손상되어 찢어지거나 탈출할 위험성이 높아지며, 추간판의 유연성과 충격흡수에 중요한 물이 빠져나가게 되는 퇴행성 변화를 일으키게 된다. 일상생활 중에서 압력을 낮게 유지하는 것이 허리의 건강을 위해 매우 중요한데, 이것은 올바른 생활습관과 자세를 통해서 유지할 수 있다.

가만히 서 있을 때 추간판에 걸리는 압력은 대략 80kPa 정도이다. 이 압력에서 추간판에 영양분과 수분의 흡수와 노폐물의 배출이 가장 활발하게 일어난다. 이때 중요한 점은 추간판의 펌프작용이 있어야 훨씬 더 원활하다는 것이다. 서 있을 때 정도의 압력에서 추간판 내 압력의 적절한 변화는 펌프처럼 작용하여 추간판 내 외부로 수분과 대사산물을 원활하게 주고받을 수 있게 해준다. 추간판에 걸리는 과도한 압력(스트레스=하중)과 부동은 추간판 내의 수분을 낮은 상태로 유지시켜 영양분의 이동을 억제하게 되는데, 이것이 추간판에 손상을 주게 된다. 그리고 이 추간판의 손상은 수분과 영양분의 흡수를 더욱 어렵게 만들어 결국 추간판을 더욱 손상시키게 되는 악순환에 빠지게 한다.

맨몸으로 걷게 되면 추간판에 적절한 압력이 걸리고, 또한 펌프효과가 생겨 수분과 영양분의 왕래가 활발해진다. 이것이 바로 맨몸으로 걷는 유산소 운동이 허리건강에 좋은 이유이다. 일상생활 중에 한 자세로 움직이지 않는 것은 좋지 않다. 20~30분에 한 번씩 제대로 된 스트레칭 운동은 힘들더라도 앉았다 일어나는 식의 움직임을 주는 것이 좋다.

허리통증을 만드는 원인질환은 허리디스크, 염좌부터 암 전이까지 66가지 정도 되지만, 허리통증을 만드는 허리 질환의 80~90%는 직·간접적으로 추간판의 손상으로 야기된다.

추간판이 손상되면 찢어진 추간판 그 자체가 통증을 만드는 디스크 내장증이 유발될 수 있으며, 추간판의 손상으로 수분이 빠져나가는 병적 변화가 발생하게 되면 두께가 얇아지고 탄성이 줄어든 추간판으로 인해 위의 척추뼈 사이가 흔들리게 되는 불안정성이 발생하게 된다. 이런 불안정성은 척추 주위 뼈와 인대의 비후를 가져오게 되어 허리디스크, 척추협착증 등의 질환을 발생시키며, 이런 불안정으로 인하여 다시 역으로 추간판은 더 손상되고 추간판은 지속적으로 수분을 잃어간다. 이로 인해 목, 허리 척추의 퇴행성 병적 변화는 더욱 가속화한다.

추간판을 건강하게 지키는 것은 허리에 발생할 많은 질환을 예방하는 가장 중요한 핵심이다. 추간판이 고장 나게 되면 디스크 내장증(추간판이 찢어짐), 허리디스크(추간판 탈출증에 의한 신경근병증) 외에도 척추협착증, 척추 후관절 증후군 등 여러 허리 질환들을 유발하게 되기 때문이다. 추간판의 건강을 지키는 방법을 알아보도록 하자.

03 필수 3요소를 관리하면 100세 등산이 거뜬하다

✔ 목, 허리건강을 위한 필수 3 요소
 ① 척추 스트레스 최소화(올바른 자세와 생활습관)
 ② 정상 척추 형태 유지
 ③ 중심 근육의 안정화

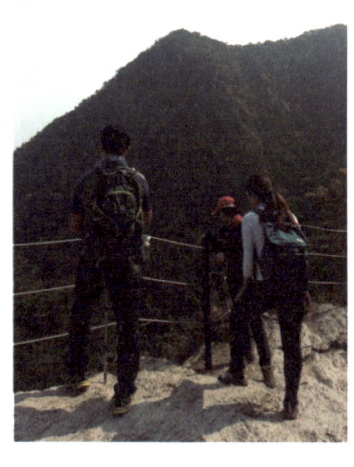

🔍 100세 등산을 위해서 당연히 물론 무릎, 엉덩 관절, 발목관절이 건강해야 하겠지만, 보행 시 몸의 기둥이 되는 건강한 척추는 그 이전에 갖추어야 할 기본이다. 지금부터 척추를 잘 관리하자.

네발 동물과 달리 직립하여 보행하는 인간은 누워 자는 시간을 제외하고는 중력과 체중에 의해 지속해서 척추에 스트레스를 받게 되며, 이로 인해 평생 지속적으로 척추에 퇴행성 변화가 발생한다. 요추의 퇴행은 4세에서부터 시작되며 어린이, 청소년들에서 탈출된 디스크 소견이 관찰되기 시작되고, 30세 후에는 모든 추간판에 어느 정도 퇴행소견이 관찰된다. 퇴행성 변화(노화) 자체는 정상적인 생리 반응으로 병이 아님을 명심하자.

추간판을 포함한 척추는 중력에 의해서 지속적인 스트레스에 노출되어 있기 때문에 평상시 일상생활에서 제대로 관리가 되지 않았을 경우 허리디스크를 비롯한 다양한 허리 질환이 발생하기 쉽다. 직립보행이 척추에 미치는 영향을 연구한 재미있는 동물 연구가 있었다. 이 연구에서는 네발 쥐를 인위적으로 두 발로 서 있게 만든 후 디스크 발병 정도를 관찰하였는데, 네발로 움직이는 쥐는 디스크가 거의 발생하지 않지만, 두 발로 움직이게 한 쥐의 25%에서는 큰 추간판 탈출증이 발생하였다.[2]

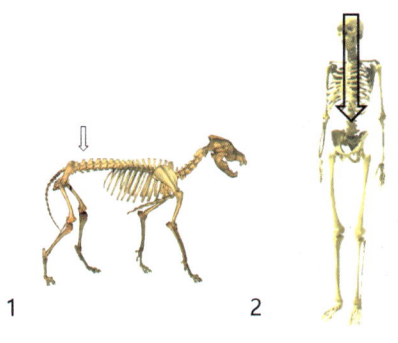

Q 네발 동물(①)에 비해 두 발로 직립 보행하는 인간(②)의 허리 척추에는 중력에 의해 많은 스트레스(화살표)가 가해진다.

---

2 Cassidy JD, Yong-Hing K, Kirkaldy Willis WH, Wilkinson AA. A study on the effectof bipedism and upright posture on the lumbosacral spine and paravertebral musclesof the Wistar rat. Spine 1988;13(3):3018.

우리나라의 사람들은 현재 기대수명이 82세 이상인 장수 시대를 살고 있으며 향후 120세까지 점점 기대여명은 늘 것이다. 따라서 두 발로 직립해서 걷는 우리는 더 오랜 시간 동안 척추에 지속적인 스트레스를 받을 것이기에 허리의 건강을 잘 관리하는 것이 매우 중요하다.

허리건강을 위한 필수 3요소는 허리 스트레스(부하)의 최소화, 정상 척추 형태, 중심 근육 안정성이다. 외상을 제외한 대부분의 질환이 그렇듯이 허리와 목 척추의 건강에 있어 유전적인 요인은 중요하다. 주사치료를 하다 보면 사람 피부의 질긴 정도가 천차만별임에 놀라곤 한다. 어떤 사람은 너무나 쉽게 주삿바늘이 피부를 뚫고 들어가며, 어떤 사람은 피부가 너무 질겨 꽤 힘을 주어야 하는 사람도 있다. 키 큰 부모에게서 키 큰 자식들이 나는 것과 같이 체질적인 허리의 약하고 강함도 부모를 어느 정도는 닮게 된다. 그러나 부모에게 물려받은 유전적인 요인은 교정이 불가능하므로 필수 3요소에는 제외하였다. 부모님이 평상시 허리건강이 좋지 않으셨다면 특별히 이 언급한 필수 3요소에 더 신경을 쓰면 된다.

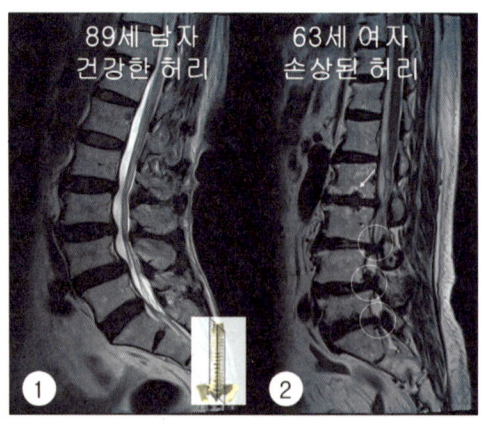

🔍 ①은 허리를 건강하게 잘 관리하여 89세의 나이에도 등산을 하는 남자의 허리 MRI 사진이다. ②는 허리의 건강을 지키지 못한 63세 여자의 허리 MRI 사진으로 수십 미터만 걸어도 허리와 다리의 통증이 발생하여, 평지 보행도 어려운 분이었다.

우리가 관리하고 교정할 수 있는 필수 3요소를 잘 관리하면 목과 허리 척추에 발생할 수 있는 디스크, 척추협착증 등 다양한 질환을 예방할 수 있다. 또한, 이미 척추질환이 발병하였다 하더라도 근본적인 치료를 위해 반드시 필요하며, 동시에 질환의 악화와 재발 방지 효과를 극대화 시킬 수 있을 것이다.

04 | 필수 ①
척추 스트레스 최소화

- ✔ 체중을 줄여라. 체중 1kg 증가는 척추에는 5kg 증가와 같다.
- ✔ 평상시 잘못된 자세 습관이 디스크를 만든다.
- ✔ 물건을 들 때는 디스크에 무리가 가지 않는 방법을 이용하자.

　허리건강을 위한 필수 요소 첫 번째는 허리 척추에 가해지는 스트레스(부하=하중)를 최소화시키는 것이다. 아무리 척추의 형태가 좋고, 척추 주위의 근육이 튼튼해도 매일 무거운 물건을 들어 나르면 건강한 추간판을 유지하기가 쉽지 않다.
　허리디스크에 있어 제일 중요한 치료가 현재 과도하게 허리를 사용하는 일을 중단하는 것임에도 생업을 포기할 수 없는 분들을 보면 안타까울 때가 많다. 그러나 최선의 방법을 사용해 볼 수 있다. 20kg 정도 되는 무거운 물체를 특별한 방법 없이 그냥 들어 올릴 때는 바로 누워 있을 때보다 23배의 압력이 추간판에 걸린다. 이때 물체를 최대한 몸에 붙이고 무릎을 구부리고 허리를 편 자세로 물체를 들게 되면 17배 정도로 추간판에 걸리는 압력을 줄일 수 있어 스트레스를 최소화시킬 수 있다.³ (이 책의 뒷부분에서 무거운 물건을 들 때의 자세를 사진으로 설명할 것이다.)

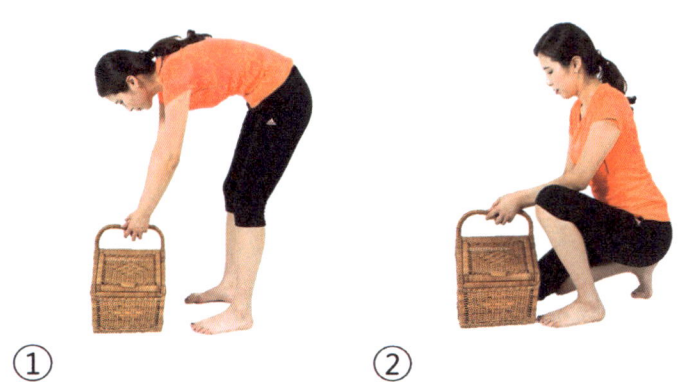

① ②

🔍 20kg의 무거운 물체를 들어 올릴 때 ②와 같이 무릎을 구부리고 허리를 편 자세로 하게 되면 ①과 같은 자세일 때보다 허리 추간판에 걸리는 스트레스가 많이 준다.

무거운 물건을 들어 옆으로 옮겨 놓을 때는 허리를 돌려서 물건의 위치를 변경하지 말고 발을 떼 몸의 방향 자체를 돌려 위치를 변경하는 것이 추간판에 걸리는 스트레스를 줄이는 방법이 된다. 같은 힘이라도 치약을 짤 때 비틀어 짜면 그냥 누르는 것보다 치약이 더 잘 나오는 것처럼 허리를 돌리게 되면 추간판이 손상될 위험이 더 크다.

비만은 목과 허리의 척추 건강에 악영향을 주는 요인이다. 허리 통증으로 진료실을 찾아오는 사람들 중 최근 들어 체중이 많이 늘었다는 사람이 꽤 많다. 체중이 1kg 늘어날 때 허리 추간판은 동

---

3 1. Wilke, H. J., Neef, P., Caimi, M., Hoogland, T. & Claes, L. E. New in vivo measurements of pressures in the intervertebral disc in daily life. Spine 24, 755762 (1999).

량인 1kg만큼 하중이 느는 것이 아니고, 거의 5kg에 달하는 하중을 받게 된다. 체중 2~3kg 불어난 것이 뭐가 대수인가라고 생각하기 쉽지만, 결코 그렇게 간단한 문제가 아니다. 3kg의 체중이 불어나면 허리 추간판에는 15kg에 달하는 하중이 걸리게 되는 것이다. 체중 80kg 정도인 사람에서 2kg의 체중 증가는 비율로 보자면 2.5%밖에 안 되지만, 둔해지고 불편한 몸의 느낌은 2.5% 이상임을 체중에 신경을 쓰고 다이어트를 해본 많은 사람들은 경험해 보았을 것이다.

체중이 오랜 기간 서서히 늘어나는 경우에는 척추나 관절의 연골, 인대, 근육들이 증가한 체중 스트레스에 맞추어 적응하게 되지만, 단시간에 급격히 체중이 증가하는 경우에는 척추나 관절이 증가한 체중 스트레스에 미처 적응하지 못하여 척추, 관절 질환이 발생할 위험이 커지게 된다.

바로 누워 있을 때 허리의 추간판에 걸리는 하중과 비교했을 때, 서 있는 경우에는 5배, 등받이 없는 의자에 앉아 있거나 편하게 서 있는 경우에는 6배, 앉아서 앞으로 구부리고 앉을 때는 8배, 서서 허리를 앞으로 구부리는 자세는 9~11배의 하중이 걸리게 된다. 무릎을 세운 자세로 편하게 눕는 자세는 추간판에 가는 하중이 가장 적은 자세인데 다리를 뻗고 누워 있을 때의 0.5배로 스트레스가 줄어든다.[4]

허리통증이 발생했을 경우에는 허리에 걸리는 스트레스가 가장

---

4 1. Wilke, H. J., Neef, P., Caimi, M., Hoogland, T. & Claes, L. E. New in vivo measurements of pressures in the intervertebral disc in daily life. Spine 24, 755762 (1999).Nachemson A. Towards a better understanding of low-back pain: a review of themechanics of the lumbar spine. Rheumatol Rehabil 1975;14:129.

적은 자세로 무릎을 세우거나 다리를 의자에 올리고 몸을 최대한 이완시킨 자세로 일단 쉬어 보는 것도 치료를 위한 좋은 방법이다. 허리디스크에 걸리는 압력을 최소화시키는 것은 올바른 자세와 함께 일상생활 중에서 허리건강을 지키는 중요한 방법이다.

  참고로 가볍게 조깅할 때는 바로 누웠을 때보다 순간적으로 3배 ~8배의 하중이 걸리게 되는데, 따라서 급성으로 허리디스크가 발병하여 통증이 심한 상황이라면, 조깅도 최대한 피해야 한다. 급성기가 지나면 유산소 운동인 걷기부터 시작하여 다시 점진적으로 조깅을 시작하는 것이 좋다.

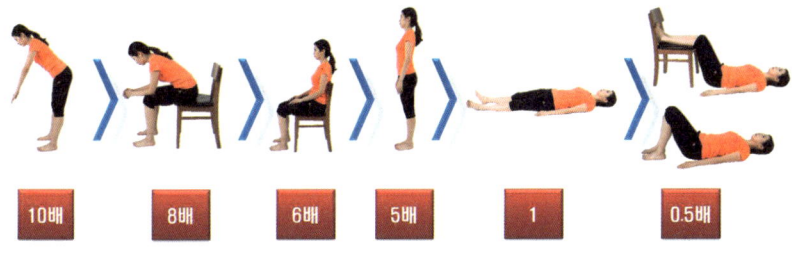

🔍 바로 누워 있는 자세에서 추간판에 걸리는 하중을 1로 보았을 때, 무릎을 세우고 누워 있을 때는 하중이 반 정도로 줄게 되며, 앉아 있을 때는 서 있는 것보다 허리에 더 많은 스트레스를 주게 된다. 허리를 앞으로 굽히고 서 있는 자세는 누워 있을 때보다 무려 10배 많은 스트레스가 걸리게 된다.

✔ 디스크 발병은 대부분 허리를 앞으로 굽히는 동작에서 일어난다. 허리를 앞으로 굽혀서 일할 때 항상 조심해야 한다.

05 필수 ②
정상 척추 형태 유지

- ✔ 목과 허리 척추는 정상적인 C자 형태를 가질 때 충격 흡수를 가장 잘 할 수 있다.
- ✔ 목과 허리 척추가 일자 형태가 되면 추간판에 걸리는 스트레스가 증가하여 디스크 질환이 발병할 위험이 커진다.

척추는 목뼈(경추) 7개, 등뼈(흉추) 12개, 허리뼈(요추) 5개, 엉치뼈(천추) 5개, 꼬리뼈(미추) 4개, 총 33개 분절이 모여 이루어져 있다. 옆에서 보았을 때 목뼈와 허리뼈는 'C'자 형태로 앞쪽으로 휘어져(전만) 있고, 흉추는 그 반대로 뒤쪽으로 휘어져(후만) 있다. 목뼈와 허리뼈의 'C'자 형태는 허리에 가는 충격의 흡수와 하중의 분산을 위해서 매우 중요하다.

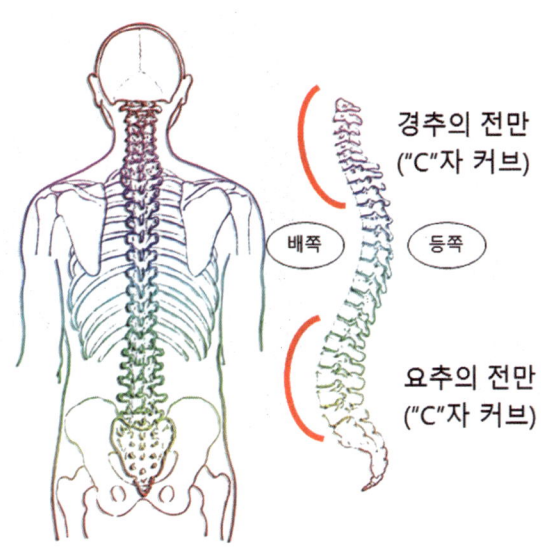

🔍 인간의 정상적인 척추 모양, 경추(목뼈)의 경우 20~40도, 요추(허리뼈)는 30~50도 전만을 이루고 있어야 척추는 가장 건강하다.

인간의 허리 척추(요추)는 30~50도 정도 C자 모양으로 휘어있을 때 충격을 가장 잘 흡수하여 추간판이 손상되어 찢어지거나 후방으로 탈출하려는 힘이 가장 적어진다. 실제로 정상적인 요추 전만(C자 커브)을 가지고 있는 척추와 요추 전만이 소실되어 일자 형태를 띤 척추에서 추간판이 후방탈출 되려는 힘은 10배까지 차이가 나게 된다. 무거운 물건을 들었을 때 허리 척추전만이 없어져 비정상적인 일자 형태의 요추를 가진 사람은 C자의 정상적인 요추전만 모양을 가진 사람보다 추간판이 탈출하여 허리디스크가 발생할 위험성이 그만큼 커지는 것이다. 실제 허리디스크(추간판 탈출증)가 발병한 많은 수의 환자들은 허리의 C자 커브가 소실된 일자 모양을 한 경우가 많다.

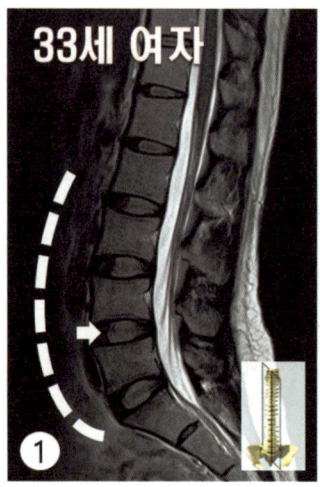 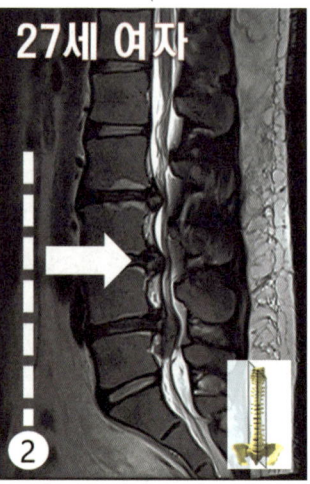

🔍 ①번은 정상적인 요추전만을 가지고 있는 33세 여자의 건강한 추간판 MRI 사진이며, ②번 사진은 27세 여자의 일자로 변한 요추에 심한 추간판 탈출증이 발생한 MRI 사진이다. 요추 척추의 C자 커브의 유무에 따라 추간판을 탈출시키려는 힘의 차이는 10배까지 커질 수 있다.

장미란 선수가 역기를 들어 올리는 장면을 떠올려 보자. 역도 선수들은 절대로 척추를 새우처럼 동그랗게 굽힌 상태로 역기를 들어 올리지 않는다. 항상 허리를 편 상태로 역기를 들어 올리는데, 이것은 힘을 축적하여 극대화하기 위함이지만, 이로 인해 역도 선수들은 요추 전만을 유지하여 추간판의 후방 탈출의 위험을 줄이게 된다.

06 필수 ③ 중심 근육의 안정화

- 인간의 척추는 척추뼈만 있을 경우 9kg의 무게에 무너지지만, 척추 주위의 중심 근육이 척추를 튼튼하게 붙잡아 안정시켜주면 장미란 선수처럼 186kg의 무게를 들어 올릴 때도 견딜 수 있다.
- 몸을 움직일 때는 항상 척추 주위에 있는 중심 근육이 척추를 단단하게 붙잡아 주어, 척추가 손상되지 않도록 해준다.
- 허리건강을 위한 운동은 항상 척추를 안정되게 꽉 잡아주는 국소중심 근육을 먼저 시행하여 척추를 안정하게 만든 후에 실제로 허리를 움직이고 힘을 내게 하는 글로벌 근육 운동을 시행해야 한다.

2008년 베이징 올림픽 역도 여자 최중량급 경기에서 장미란은 인상 140kg, 용상 186kg, 합계 326kg으로 세계 정상을 번쩍 들어 올렸다. 그러나 인간의 척추는 주위의 근육을 제거하고 부하를 주게 되면 9kg 정도의 무게에서 붕괴하며, 약한 경우에는 2kg의 무게만 걸어도 무너진다.

그렇다면 과연 장미란 선수가 186kg을 들어 올림에도 불구하고 척추가 무너지지 않은 이유는 무엇일까? 그것은 바로 중심 근육의 안정화에 있다. 허리 주위의 중심 근육이 우리 몸의 기둥인 척추뼈를 안정적으로 붙잡아주면 장미란처럼 186kg의 무게를 견디게 되는 것이다.

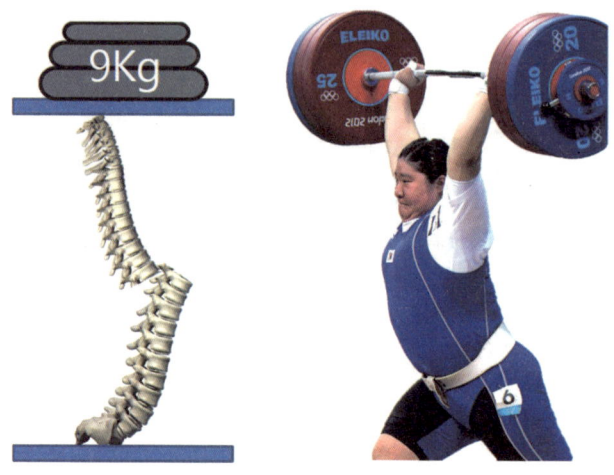

🔍 인간의 척추는 근육을 제거하게 되면 9kg 정도의 무게에서 무너지고 만다. 그러나 장미란 선수는 2008년 베이징 올림픽에서 186kg을 들어 올렸다. 척추의 안정성은 중심 근육에서 나오는 것이다.

중심 근육은 횡격막 아래쪽부터 골반 위쪽에 있는 근육들로서 중심 근육은 크게 글로벌 근육과 국소 근육 두 가지로 나누어진다. 쌀가마니를 짊어지는 동작을 예를 들어 설명하면 글로벌 근육은 실제로 쌀가마니를 들어 올릴 수 있게 만드는 직접적인 힘을 내는 근육이다. 이때 척추가 튼튼하게 서 있지 않는다면 척추는 아마도 부러지고 말 것인데, 바로 이때 국소 근육은 쌀가마니가 움직이기 이전에 이미 힘이 들어와 척추를 안정적으로 붙잡아 주어 든든한 기둥이 되게 해 주는 역할을 한다.

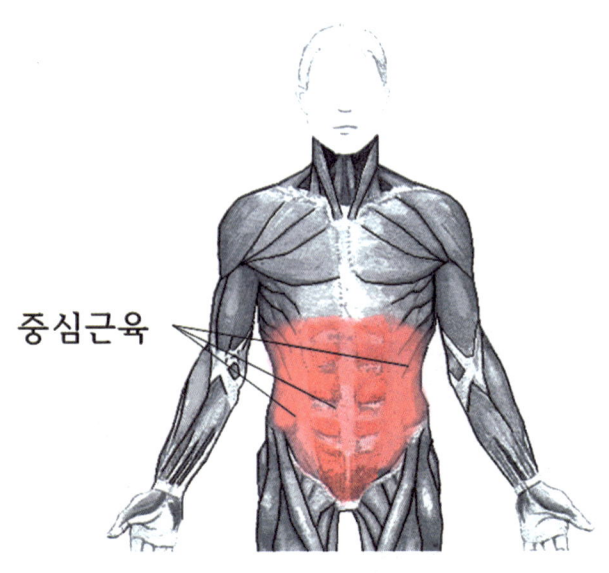

🔍 중심 근육은 횡격막 아래쪽부터 골반 위쪽에 있는 근육들로서 중심근육은 크게 글로벌 근육과 국소 근육 두 가지로 나누어진다.

이 두 근육군이 다 중요하지만, 허리건강을 위해서 특히 중요한 근육은 국소 근육이다. 이 국소 근육은 우리가 일상생활이나 스포츠 활동, 근로 활동을 하면서 팔다리와 몸을 움직일 때 우리도 모르게 가장 먼저 활성화되어 우리 몸의 기둥인 척추를 안정되게 붙잡아 주게 된다. 밭에서 곡괭이질을 할 때 팔과 어깨 근육에 힘이 들어와 곡괭이가 움직이기도 전에 국소중심 근육에 먼저 힘이 들어온다. 그래야만 팔과 어깨가 힘차게 움직여도 우리의 허리 척추뼈 분절들은 안정적으로 고정되어 척추와 추간판의 손상을 예방할 수 있다.

건물을 지어도 기초가 튼튼해야 하는 것처럼 국소 근육 운동은 허리 운동에 있어서 가장 첫 단계로 이루어져야 하는 기초적이며 중요한 허리 운동이다. 국소 근육으로 가장 중요한 근육은 등 뒤 척추 심부에 있는 다열근과 자연 복대로 복부를 횡으로 감싸고 있는 횡복근이다.

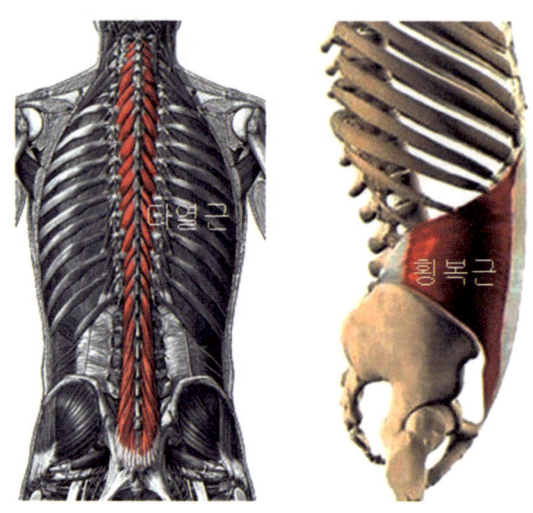

🔍 허리건강을 위해서는 중심 근육 중에서도 국소 중심 근육이 중요한데 이 중에서도 중요한 근육은 다열근과 횡복근이다. 횡복근은 허리에 자연 복대로서의 임무를 수행하게 된다.

허리디스크 등으로 허리통증이 있는 사람들은 몸의 동작 시 국소 중심 근육에 힘이 들어오는 시간이 늦어지며, 또한 중심 근육의 수축력이 저하된 소견을 보인다. 허리 척추가 안정되게 고정되지 않은 상태에서 몸의 동작이 일어나게 되어 척추분절들은 불안정하게 흔들리게 되고, 척추뼈와 인대 등의 주위 구조물, 척추뼈 사이에 끼어 있는 추간판에 손상이 발생할 위험이 커지는 것이다.

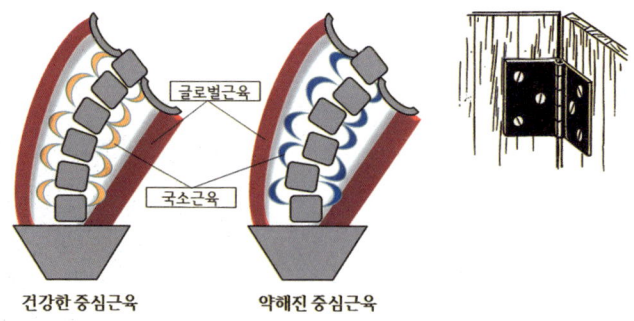

Q. 문에 달린 경첩이 느슨해졌을 경우 문이 잘 망가지는 것과 같이 허리의 국소 중심 근육이 약해졌을 경우 추간판을 비롯한 허리 척추 주위의 구조물은 손상되기 쉽다.

허리건강을 지키기 위해서 제일 먼저 시행해야 할 운동은 국소 근육 운동이다. 국소 근육 운동은 가장 쉽게 시행할 수 있는 운동으로 이미 디스크 질환이나 협착증이 발생한 사람들에서도 가장 무리 없이 시행할 수 있는 운동이며, 가장 안전한 허리 운동이다. 많은 사람이 국소 근육 운동을 모르고 실제로 허리를 움직이고 힘을 내게 하는 글로벌 근육 운동에 치중한다. 척추가 안정되지 않은 상태에서 하는 허리 근력 운동(글로벌 근육 운동)은 허리건강에 오히려 해로운 결과를 가져오게 된다.

연세가 많으신 노인들이나 허리통증이 심한 사람들은 윗몸일으키기나 브리지 운동 등의 글로벌 근육 운동은 시행하지 않고 국소 근육 운동만 시행하는 것도 좋은 방법이다.

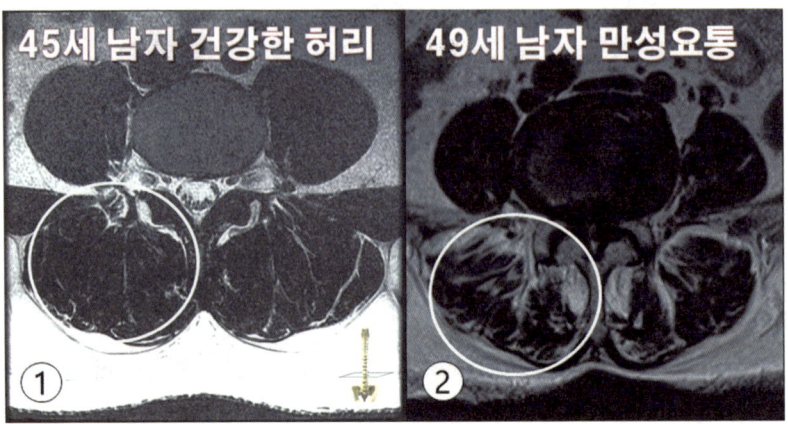

🔍 허리디스크 등으로 요통이 있는 환자들은 중심 근육이 지방 변성된 경우가 많다. ①번 사진은 건강한 허리를 가진 남자의 중심 근육 모양이며, ②번 사진은 만성 요통 환자의 지방 변성이 많이 진행된 중심 근육의 모습을 보여준다.

07 통증 치료에서 끝내지 말고, 목·허리통증의 근본을 잡자

- ✔ 약, 주사, 여러 종류의 시술은 통증에 대한 치료이다. 통증이 없어졌다고 목, 허리 질환을 만든 원인이 없어져 척추가 다시 건강해진 것을 의미하는 것은 절대로 아니다.
- ✔ 목, 허리건강을 근본적으로 되찾기 위해서는 앞에서 언급한 척추 건강의 필수 3요소를 잘 지키는 것이 필수적이다.

40대 초반의 남자 환자가 왼쪽 다리로 뻗치는 통증과 허리의 통증으로 진료실을 찾아왔다. 이 환자분은 이미 32세 때 허리디스크로 수술을 받았으며, 그 이후에 재발하여 35세, 38세 때 2번이나 더 수술을 시행하였다. 처음 수술했을 때는 통증이 꽤 오랜 기간 좋아졌지만, 다시 아파져 35세 때 다시 수술을 받았고, 수개월 후에 다시 통증이 심해지기 시작하여 결국 38세 때 수술을 한 번 더 받았다. 1~2달 정도는 만족스러웠지만, 다시 통증이 심해져 수차례 주사 시술을 받고 약을 복용하고 있던 중 내 진료실을 찾아왔다.

이 환자는 사무직이었던 분으로 32세 때 수술을 한 이후에는 허리에 무리가 되는 일은 별로 해보지 않았다고 하였다. 이 환자분의 경우 현재 많은 병원에서 시행되는 통증 치료는 다 받아보았다. 약 복용부터 경막외 주사 시술, 수술까지 다 시도해 보았지만, 결국 통증은 해결하지 못했고, 허리건강은 더 악화되었다.

수술을 비롯한 여러 치료를 지속해서 받았음에도 무엇이 이 환자의 허리 치유를 방해하고 지속적으로 재발하게 만든 것일까?

이 남자 환자는 허리디스크가 발병한 이후에 허리 근력을 키우기 위해 헬스장에서 윗몸일으키기와 기계를 이용한 허리 신전 운동을 부지런히 시행하였다. 그리고 허리디스크 발병 이후 허리에 무리가 가는 일은 될 수 있으면 피했지만, 사무직으로서 앉아서 일하는 근로행태는 지속하였다. 바로 이 두 가지가 나에게 포착된 이 남자의 허리치료의 실패 원인이었다.

윗몸일으키기와 기계를 이용한 허리 신전 운동은 척추가 아주 건강한 사람들이 했을 때 별 무리 없이 복근과 허리 폄근육을 키울 수 있는 운동이다. 허리통증 환자들에서는 추간판에 과한 스트레스를 주기 때문에 반드시 피해야 하는 운동이다. 이에 대한 것은 책의 후반부에 다시 설명될 것이다.

또한, 오래 앉아 있는 것은 추간판에 스트레스를 주어 좋지 않다. 허리디스크나 허리통증으로 내 진료실을 찾아오는 사람들 중에는 특별히 허리에 무리한 일을 하지 않았던 사무직인 사람들도 많다. 오래 앉아 있는 것이 허리통증을 유발함은 의사인 나도 직접 몸소 체험한 경험이 있다. 3~4시간씩 의자에 앉아서 진료를 하다 보면 자주 허리에 통증이 발생하였었다. 그래서 나는 외래 진료시간에는 스탠딩 테이블을 가져다 놓고 서서 진료를 한다. 서서 진료를 한 후에는 허리통증은 거의 발생하지 않았다.

위 환자에게 윗몸일으키기와 허리 폄근육 운동을 중단시키고, 허리에 거의 무리를 주지 않는 기본적인 국소 근육 운동만을 시행하게 하였으며, 사무실에서 서서 일하며 한 자세로 오래 있지 말고 자주 움직이기를 권고하였다. 그 후 수주가 지나면서 환자의 허리통증은 조금씩 호전되기 시작하였다.

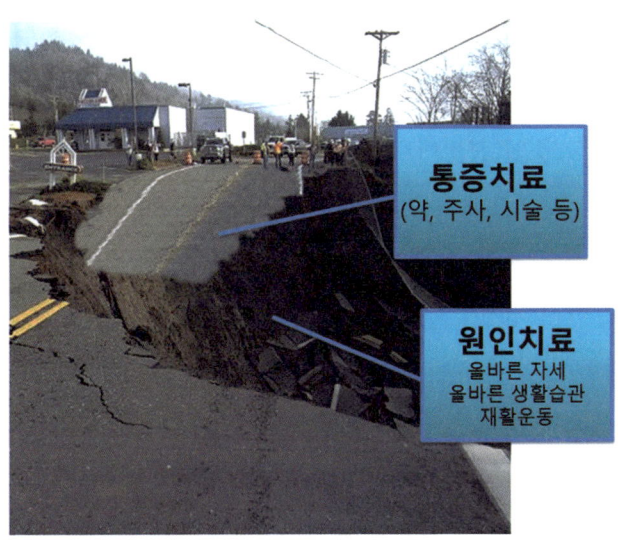

Q 목, 허리 질환의 발생을 싱크홀이 발생하였을 때로 비유해 보자면, 무너진 도로를 포장 공사하는 것은 약, 주사, 여러 시술 등을 사용해서 하는 통증 치료와 같다. 그리고 이 싱크홀을 만든, 꺼진 땅을 메꾸는 것은 재활운동치료를 포함한 위에서 언급한 필수 3요소를 잘 지키는 것에 해당한다. 싱크홀 도로만 포장하게 되면 곧 또 무너지게 될 것이다. 무너지게 만든 기반을 튼튼히 해야만 완전한 공사가 되는 것이다.

통증 치료로만 끝내고 근본적인 원인치료를 묵과하게 되면 목과 허리의 질환은 곧 다시 재발하여 더 큰 통증을 만들게 된다. 여러 통증 치료와 시술과 수술은 척추 주위의 근육 등 정상적인 조직에 어쩔 수 없이 손상을 주게 되는데, 이것이 목, 허리의 건강을 더 해치게 되는 악순환에 빠지게 될 수 있다.

통증 치료로 단시간 통증이 가라앉은 것을 목, 허리건강을 되찾은 것으로 착각하면 절대 안 된다. 통증 치료 후에는 항상 근본적인 원인치료인 필수 3요소를 최대한 잘 관리해야 한다.

80~90% 정도의 목, 허리통증은 수일에서 수개월의 시간이 지나면서 대부분 호전된다. 호전되지 않고 지속적으로 재발하면서 악화하는 경우에는 척추 건강을 위한 필수 3요소 중에 무언가에서 문제가 발생한 것이 분명하다. 인간의 몸은 자가 치유력이 있다. 찢어진 피부를 잘 보호해 주면 1~3주가 지나면 언제 그랬냐는 듯이 붙는 것처럼 목, 허리 척추의 추간판 손상도 더 이상의 스트레스를 주지 않으면 2~3개월 정도의 시간이 걸려 어느 정도는 회복된다.

척추질환이 발병했을 때 통증 치료와 상관없이 필수 3요소를 잘 지키는 것은 반드시 필요한 치료가 된다. 더욱이 통증 치료를 받은 경우는 손상된 조직의 회복 없이 인위적으로 통증만 가라앉힌 상태이므로 지속적인 스트레스로 추간판 손상이 계속되더라도 통증이라는 신호를 보내지 않아 스트레스를 회피하는 것에 실패하게 될 것이며, 이럴 경우 통증 치료는 치유를 기대한 바와는 역으로 목과 허리의 건강을 더 망치게 할 수도 있음을 명심해야 한다.

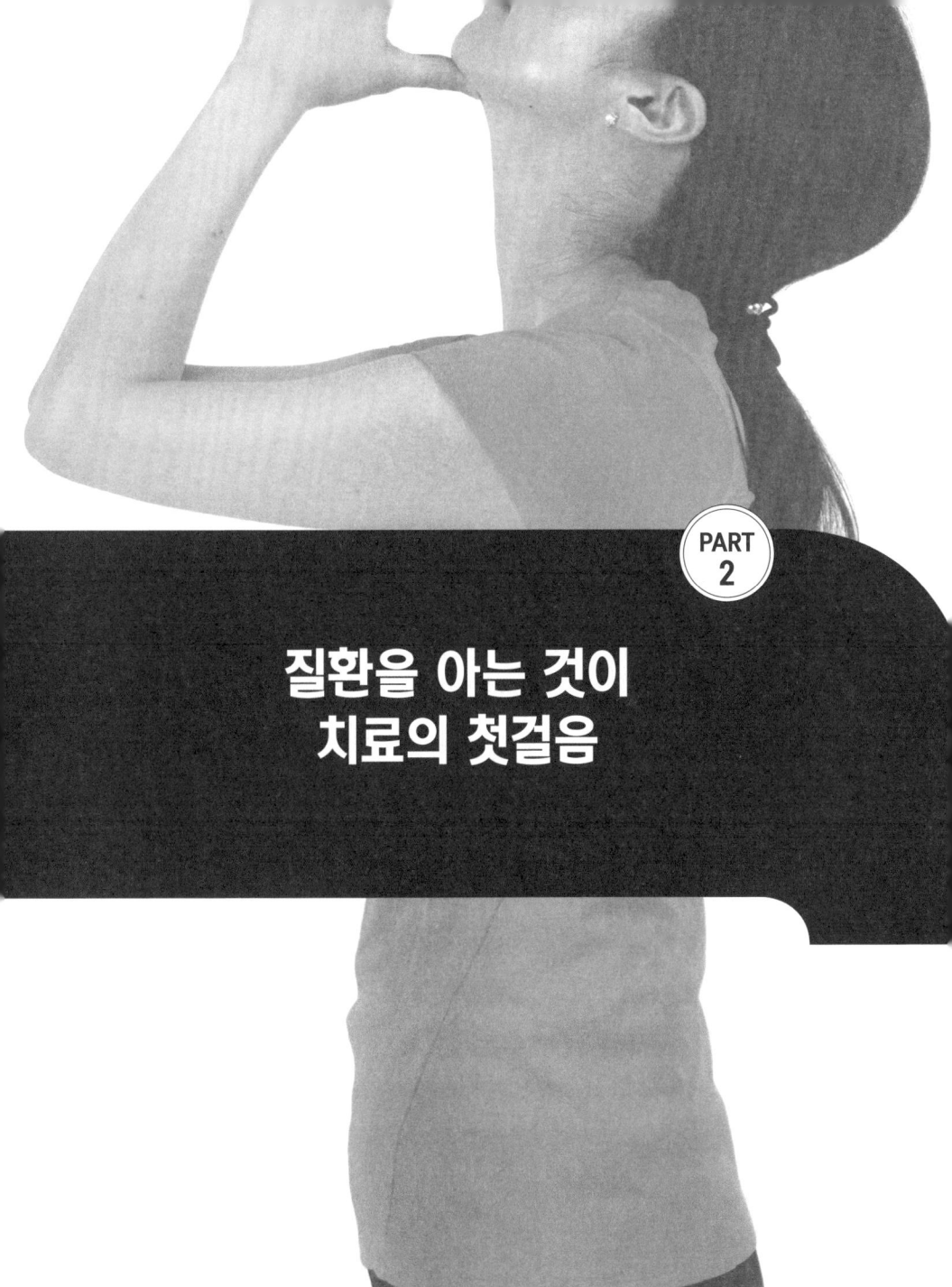

PART 2

질환을 아는 것이 치료의 첫걸음

01 신경을 안 눌렀어도 매우 아픈 허리디스크

Q 허리디스크는 구체적으로 어떤 질병인가요?

A 추간판이 손상되면서 새어 나온 수핵이 척추의 신경근(뿌리)에 강한 염증을 일으켜 다리, 엉덩이, 허리에 통증을 만들거나 추간판이 탈출하여 직접 신경근을 압박하여 통증을 유발시키는 질환을 말합니다. 증상이 심한 경우 다리에 감각 이상이나 마비 증상을 만들 수도 있습니다.

사람들이 흔히 말하는 허리디스크 질환은 좌골신경통, 요추 신경근병증, 추간판 탈출증의 여러 용어로 불려지는데, 의학적으로 정확하게 표현하면 추간판 손상 또는 탈출에 의해 발생한 요추 신경근병증이다.

척추뼈 분절 사이에 있는 추간판이 손상되어 수핵이 새어 나와 심한 염증반응을 일으켜 요추 신경근을 자극하여 허리, 엉덩이, 다리로 통증을 유발하게 되는데, 바로 이 질환이 허리디스크이다. 또한, 사람들이 일반적으로 알고 있는 것과 같이 추간판이 탈출하여 실제로 요추 신경근을 기계적으로 압박함으로 인해서 통증과 다리의 마비 등이 발생한 경우도 허리디스크이다.

　추간판이 직접 탈출하지 않아도 요통이나 심한 허리디스크 통증을 충분히 만들 수 있다. 그 이유는 이렇다. 추간판 일부가 찢어지면서 내부에 있는 수핵이 일부 새어 나오게 되면 심한 염증을 만들게 되는데, 이때 이 염증에 의해서 추간판과 붙어 있는 경막(척수액이 들어있는 막)이 자극받으면 주로 허리부위에 둔한 통증을 만들게 된다. 이 경막에는 많은 신경(동굴 척추신경)이 분지하고 있다. 수핵이 경막으로 새어 나와서 만드는 염증은 매우 강력한데, 추간판이 탈출하지 않아도 이 강한 염증으로 신경이 자극되면서 밤에 잠을 이루지 못할 정도로 또는 걷기가 힘들 정도로 엉덩이와 다리에 통증을 만들기도 한다.

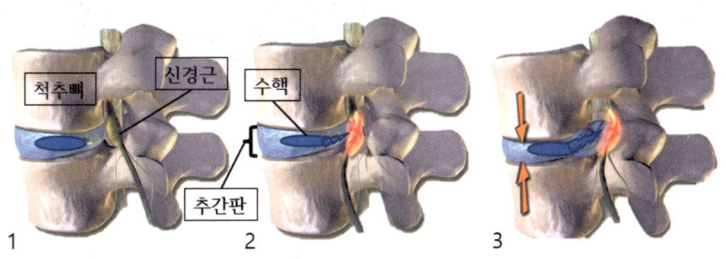

🔍 ①은 정상적인 허리 추간판의 모양이다. ②와 같이 추간판은 탈출하지 않았으나 수핵이 새 나와 염증을 만들면 허리디스크가 발생한다. ③과 같이 추간판이 튀어 나오고 수핵이 새어 나오면서 또는 추간판 탈출 단독으로 직접 신경을 압박한 경우에도 역시 허리디스크가 발생할 수 있다.

　대부분의 사람은 튀어나온 추간판이 신경을 눌러서 통증이 발생한다고 알고 있지만, 실제로 누르지 않아도 염증반응으로 신경을 자극해서 통증이 발생하는 경우도 매우 흔하며, 실제로 신경을 누르는 경우에도 통증을 유발하는 것은 신경을 기계적으로 눌렀기 때문이라기보다는 염증반응 때문이다. 기계적으로 심하게 압박하는 경우에는 다리의 감각 이상 증상을 만들거나 근육의 마비를 만들게 된다.

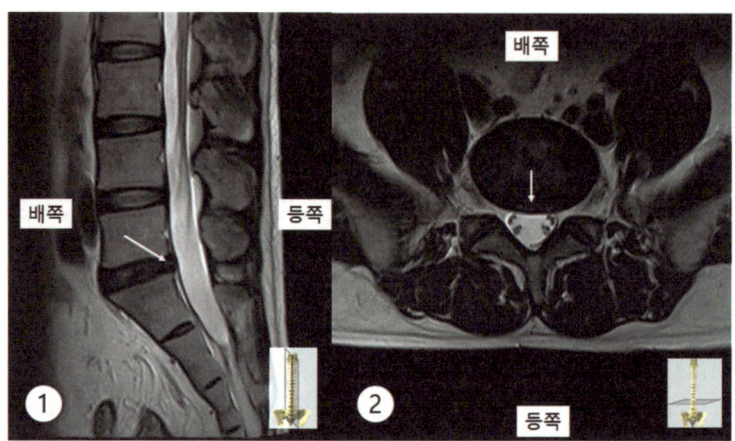

🔍 42세 노무직 허리디스크 환자의 MRI 사진이다. 이틀 전부터 허리가 끊어질 듯 아팠고, 하루 전부터는 오른 다리의 뒤 옆쪽으로 심하게 당기고 저린 통증이 발생하여 허리를 펴고 걸을 수 없어 엉거주춤한 모습으로 진료실을 찾아왔다. ①은 수직 방향의 척추 단면 모양이고, ②는 수평 방향의 척추 단면 모양이다. 돌출된 디스크는 거의 없음을 알 수 있다. 그리고 화살표가 가리키는 것처럼 디스크의 수핵이 중앙에서 새어 나와 가장자리에 고여 있는 것을 볼 수 있다. 이 환자는 추간판 탈출은 거의 없지만, 추간판이 찢어지고 수핵이 경막 쪽으로 세면서 심한 염증을 만들면서 극심한 허리디스크가 발생한 환자였다.

02. 내 허리통증 혹시 허리디스크? 허리디스크의 증상은?

Q 지난주 추석 명절에 6시간 이상 운전을 하고 난 후에 아래 허리 쪽으로 뻐근한 통증이 생겼습니다. 하루 자고 나면 저절로 나아질 거로 생각했는데 3일이 지났는데도 통증이 지속되네요. 혹시 허리디스크가 아닐까요?

A 허리에만 통증이 있다면 본격적인 허리디스크 발병이 아닐 확률이 높습니다. 그렇지만 허리디스크가 발생하기 직전이거나 시작하는 시점일 위험성은 있습니다. 허리건강에 중요한 필수 3요소를 반드시 잘 지켜서 허리디스크가 발병하는 것을 예방해야 합니다.

허리통증을 만드는 질환에는 인대의 손상으로 발생하는 허리 염좌, 근육이 뭉쳐 아프게 되는 근막통 증후군, 허리디스크, 척추협착증부터 해서 드물긴 하지만 척추암까지 66가지 이상이 있다. 그만큼 허리통증을 만드는 원인은 다양하다.

과거에 허리통증은 대부분 인대와 근육에서 발생한다고(허리 염좌, 비특이적 요통) 생각했지만, 최근에는 대부분의 허리통증의 원인은 직·간접적으로 추간판에서 기인한다고 생각한다.

허리에만 통증이 국한된 경우에 허리디스크가 발병한 것이라고 생각하여 과한 검사와 치료를 하는 것도 문제가 있지만, 과거에 그랬던 것처럼 근육, 인대가 원인이라 생각해서 가볍게 넘기는 것은 문제가 훨씬 더 크다. 추간판이 손상되기 시작한 초기에는 아래 허리부위에 둔하고 뻑뻑하며 정확히 아픈 곳을 짚을 수 없는 통증이 발생하는 경우가 많다. 이 경우 허리디스크가 발생하기 직전 또는 시초 단계라고 생각하고, 반드시 이 문제를 야기한 위험인자들을 찾아내야 하며, 허리건강을 위한 필수 3요소를 잘 지키고 관리하여 진짜 허리디스크의 발병을 막아야 하겠다.

엉덩이와 다리 뒤쪽으로 저림, 쑤심, 당기는 등의 통증이 발생하면 예전 어른들은 흔히 좌골신경통이라는 용어를 많이 사용했었다. 이 좌골신경통은 여러 가지 원인에 의해서 발생할 수 있지만, 대부분은 허리디스크가 원인이다.

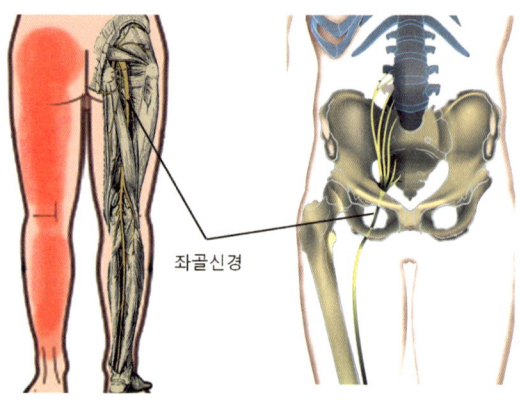

좌골신경

Q 좌골신경은 엉덩이 뒤쪽과 허벅지 뒤쪽으로 내려가는 신경이다. 엉덩이와 다리 뒤쪽으로 통증이 있을 때 흔히들 좌골신경통이라 불렀다. 이런 양상의 통증 대부분은 좌골신경 자체의 문제가 아니라, 허리에 있는 추간판에 의한 디스크 증상으로서 발생하는 것이다. 드물게는 좌골신경이 자체가 문제가 되는 경우도 있다.

좌골신경은 4, 5번 허리 척추신경과 1, 2, 3 천추 척추신경이 만나서 이루어지는데 이 신경은 엉덩이 뒤쪽으로 해서 다리의 뒤쪽, 장딴지로 해서 발바닥, 발등까지 분지하게 된다. 따라서 허리디스크로 인해서 신경통이 발생하게 되면 주로 엉덩이와 다리 뒤쪽으로 통증이 발생하게 되는 것이다.

허리통증으로 진료실을 찾아오는 환자분들이 가장 궁금한 것은 내가 허리디스크인가 아닌가이다. 증상으로 100% 확진할 수는 없지만, 일단 허리만 아픈 경우에는 본격적인 허리디스크(의학적 표현으로 추간판 탈출증에 의한 신경근병증)일 가능성은 다소 떨어진다. 그렇지만 이미 언급한 것처럼 허리디스크의 시초 또는 직전일 확률은 매우 높다.

Q 허리디스크의 주증상은 무엇인가요?

A 허리디스크의 주된 증상은 엉덩이와 다리 뒤 또는 옆뒤 쪽으로 방사되는 통증입니다. 허리의 통증은 있을 수도 있고 없을 수도 있습니다. 디스크가 심한 경우에는 발목 근력이 약해지는 근마비 증상이나 다리에 감각 이상 증상이 나타날 수 있습니다.

허리통증이 있으면 허리디스크 가능성에 대해 걱정을 하게 되는데 허리디스크의 주증상은 엉덩이와 다리 옆 뒤쪽으로, 정강이의 옆쪽으로, 아니면 장딴지 뒤쪽으로 저리고, 화끈거리고, 쑤시고, 당기는 등의 증상으로 나타나는 방사통이다.

허리디스크의 주증상은 허리통증이 아니다. 엉덩이나 다리가 저리고 당기는 등의 증상으로 나타나는 방사통이 허리디스크의 주된 증상이다. 허리디스크로 인하여 엉덩이와 다리로 발생하는 방사통은 저린다, 당긴다, 화끈거린다, 콕콕 쑤신다, 찌릿하다, 칼에 베이는 것 같다, 전기가 오는 것 같다, 우리하게 아프다 등 다양하게 표현된다.

진정한 허리디스크가 발병한 경우 허리의 통증은 있을 수도 있고 없을 수도 있다. 허리디스크가 악화하였을 경우 다리에 감각이 저하되는 소견이나 약한 자극에도 통증을 느끼게 되는 과민감각, 또는 이상한 감각을 느끼게 되는 이상 감각 증상 등이 발생할 수 있다. 디스크가 신경을 심하게 눌러 압박이 심하거나 돌출된 디스크 주위에 염증이 심할 경우 발목이나 엄지발가락 등의 근력이 저하되는 근마비 증상이 발생할 수도 있다.

다리에는 요추 2, 3, 4, 5번, 천추 1번까지 5개의 굵은 척추신경이 내려와 다리를 움직이고 감각을 느끼게 해준다. 한 다리에 5개의 척추신경이 내려오다 보니 허리디스크가 발생한 위치에 따라서 발생하는 통증의 부위도 달라지게 된다. 추간판의 손상은 요추 4번~5번, 요추 5번~천추 1번 사이에서 가장 흔하게 발생하는데, 허리디스크의 90% 정도가 이곳에서 발생하게 된다.

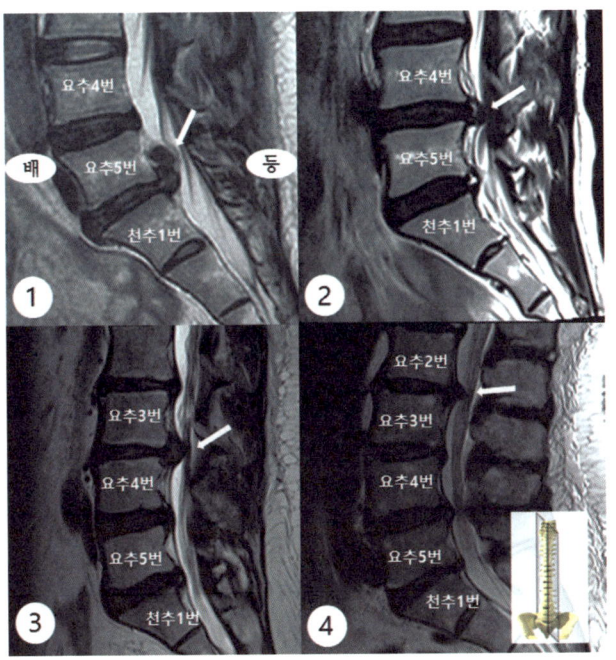

Q. 추간판의 손상 및 탈출은 요추 4~5번(②), 요추 5~천추 1번(①) 사이에서 가장 흔하게 발생하게 된다. 물론 요추 3~4번(③), 요추 2~3번(④) 사이에서도 발생할 수 있다. 그렇지만 그 빈도가 많이 떨어진다. 어디에서 추간판이 손상되었고 탈출하였는가에 따라서 아픈 부위가 달라진다.

요추 4번~요추 5번 사이에서 디스크가 튀어나와 허리디스크를 만들게 되면 보통은 요추 5번 신경이 자극되어 종아리 외측과 발등으로 통증이 주로 발생하게 된다. 또한, 요추 5번~천추 1번 사이에서 허리디스크가 발생하면 주로 천추 1번 신경이 자극되어 엉덩이, 허벅지와 종아리 뒤쪽, 발의 바깥쪽으로 통증이 발생하게 된다. 물론 동시에 요추 4번~요추 5번, 요추 5번~천추 1번 사이에서 허리디스크가 발생하게 되면 두 가지를 합친 다리의 부위에 통증이 발생하게 된다.

환자분들이 겪는 다리의 통증을 자세하게 듣다 보면 MRI를 찍어보지 않아도 어느 부위에서 디스크가 돌출된 것인지 허리의 몇 번 신경이 문제인지를 예측할 수 있다.

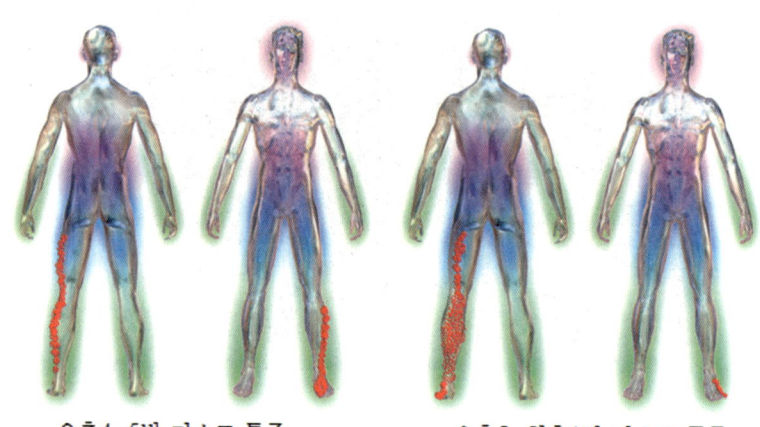

요추4~5번 디스크 통증   요추5~천추1번 디스크 통증

엉덩이나 다리 쪽으로 뻗치는 통증이 없고, 단순히 허리통증만 있는 경우라면 일단 허리디스크가 아닐까 하는 큰 걱정은 않아도 된다. 허리통증만 있는 경우 위험요인을 교정하고 허리건강을 위한 필수 3요소를 잘 지키면 요통은 대부분 수주 안에 없어진다.

그렇지만 중요한 사실이 있는데, 단순한 요통일지라도 방심하여 신경을 쓰지 않으면 디스크 등의 중한 허리 질환으로 발전하게 된다는 것을 명심해야 한다. 허리통증의 대부분은 추간판의 손상에서 직·간접적으로 발생한다. 추간판이 찢어지거나 그 찢어진 곳으로 수핵이 새어 나오면서 경막에 염증을 만들어 허리통증이 발생했을 확률이 매우 높다. 다시 강조하지만, 허리통증은 진짜 허리디스크 발생의 전조증상 또는 초기 단계일 가능성이 매우 크다. 실제로 허리디스크로 병원을 찾은 사람 중 많은 사람이 보통 아래 허리가 뻐근하게 아팠던 전조증상이 처음에 시작되다가 수일에서 수주의 시간이 지나면서 엉덩이와 다리 뻗치는 방사 통증이 발생하였다. 허리디스크의 주증상인 다리 방사통이 처음부터 발생한 경우보다 더 흔하다.

요통은 보통 사람에게 흔하게 발생하는 증상으로 지레 겁을 먹고 허리디스크를 걱정할 필요는 없다. 하지만 방심하면 허리디스크로 진행할 수 있음을 명심하고, 허리건강의 필수 3요소를 잘 지키고 관리해야 하겠다.

03 디스크와 척추협착증은 어떻게 다른 것일까?

Q 허리디스크와 척추관 협착증은 어떻게 다른 것일까?
A 허리디스크는 부드러운 조직인 추간판의 손상 또는 돌출에 의해서 발생하는 질환인 반면에, 척추관 협착증은 뼈, 연골, 인대 등 퇴행성 변화로 인하여 딱딱해진 조직에 의해서 신경이 눌려 증상이 발생하게 된다.

요통을 겪고 있는 많은 사람들은 척추협착증(척추관 협착증)과 허리디스크(추간판 탈출증)를 구분하지 못하고 사용한다. 허리와 엉덩이 다리에 통증이 있으니 비슷한 것 같아 사실 일반인들에게는 구분이 쉽지 않을 수도 있다. 그러나 이 둘을 구분하는 것은 중요하다. 왜냐하면, 협착증과 디스크는 병의 특징과 증상이 다르며, 향후 병의 진행도 상당히 다르다. 따라서 치료의 결정에 있어서 큰 차이가 있다. 일단 척추협착증이라는 병이 어떤 병인지 알아보자.

노화와 과사용으로 척추에 퇴행성 변화가 진행되면 뼈와 연골들은 비후되어 커지게 된다. 건설현장에서 노무직으로 손을 많이 사용하는 근로자들은 손이 닳아서 가늘어지지 않고 오히려 뼈가 커져 손마디가 굵어지는 것을 생각하면 쉽게 이해가 될 수 있다. 이렇게 뼈와 연골들이 비후하고 추간판이 탈출하면 허리 척추에 신경이 지나가는 통로가 좁아지게 된다. 척추신경이 지나가는 척추강이 과도하게 좁아지게 되면 신경들이 눌려 다리, 엉덩이, 허리부위에 통증을 발생시키게 되는데 이 질환이 척추협착증이다. 대표적인 퇴행성 질환의 하나로, 주로 65세 이상에서 주로 발병하게 된다.

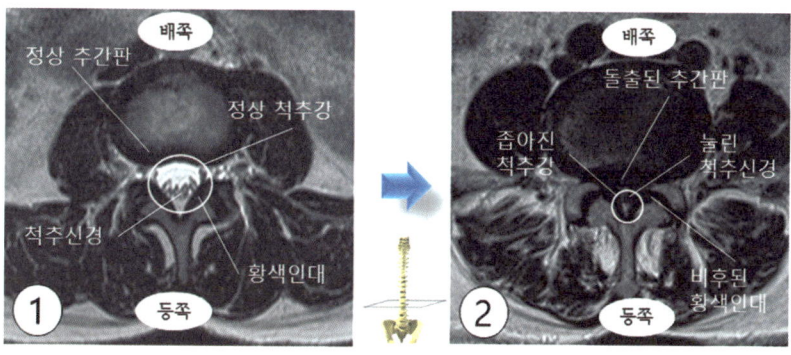

🔍 ①은 정상적인 척추의 횡단면 MRI 사진이다. 척추협착증은 척추의 퇴행성 변화로 인하여 척추강이 좁아지고(②의 흰 원) 척추신경이 압박되어 다리와 허리에 통증을 일으키는 질환이다.

척추협착증의 대표적인 증상은 간헐적 파행이다. 간헐적 파행이란 가만히 앉아서 쉴 때는 불편감을 느끼지 못하지만, 걷게 되면 주로 엉덩이와 양 하지에 통증이 발생하여 오래 걷지 못하고 자주 쉬게 되는 증상을 말한다. 척추협착증 환자들은 주로 허리를 펼 때 통증이 심해지고 허리를 구부릴 때는 통증이 완화되어 허리를 구부리는 자세를 자주 취하게 된다. 이런 현상은 허리를 펼 때 해부학적으로 척추강의 신경이 지나가는 공간이 더 좁아져 신경을 더 압박하기 때문에 나타난다. 이런 이유로 산에 올라갈 때보다는 내려올 때, 계단을 오를 때보다는 내려올 때 허리를 펴는 자세를 하게 되므로 통증은 더 악화된다. 그러나 반대로 마트에서 쇼핑카트를 끌 때, 자전거를 탈 때, 의자에 앉아 있을 때는 허리가 굽혀지는 자세가 되면서 통증이 줄어든다.

  심한 척추협착증을 오래 앓은 어르신들은 허리는 앞으로 굽고, 무릎은 완전히 펴지지 않고 굽어 있는 모습으로 지팡이로 지탱하며 걷게 된다. 소위 '꼬부랑 할머니'라고 불리게 되는데, 이런 모습은 심한 척추협착증으로 허리를 굽혔을 때 통증이 줄어들기 때문이며, 허리를 굽혔을 때는 무릎을 펴고 걷기가 힘들어져 자연적으로 무릎을 굽혀 걷게 되는데, 이런 자세가 오랜 시간 굳어졌기 때문에 만들어진 것이다. 여기에 골다공증으로 인해서 요추나 흉추 앞쪽이 내려앉는 압박골절이 발생한 경우에 등은 앞으로 더 굽게 된다.

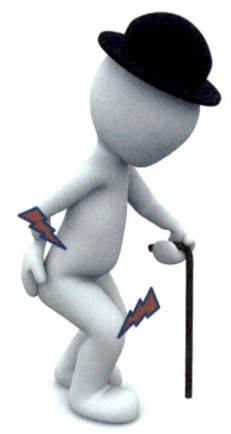

🔍 심한 척추협착증이 오래 지속될 경우 허리와 무릎이 굽어진 모습으로 걷게 된다.

허리디스크(추간판 탈출증)는 신경을 누르지 않고 심한 염증의 발생으로 통증을 만들기도 하지만, 추간판 탈출이 심한 경우에는 신경을 누르게 된다. 그렇다면 척추관 협착증하고는 어떻게 틀린 것일까? 허리디스크는 디스크(추간판)라는 부드러운 연부조직의 돌출에 의해서 발생하는 질환인 반면에, 척추관 협착증은 뼈, 연골, 인대 등 퇴행성 변화로 인하여 딱딱해진 조직에 의해서 신경이 눌려 증상이 발생하게 된다.

디스크는 외상이나 과도한 허리에 과부하로 순간적으로 짧은 시간에 증상이 새롭게 발생하거나 경한 통증이 갑자기 더 심하게 악화할 수도 있으며, 디스크가 저절로 흡수되게 되면 1~3개월 안에 증상이 저절로 확연하게 호전될 수도 있다. 그러나 척추협착증은 오랜 기간의 점진적인 퇴행성 변화로 인하여 발생하게 되는 질환이며, 딱딱하게 굳어진 조직에 의해 신경이 기계적으로 눌리게 되며, 이것은 빨리 커지거나 저절로 작아지지 않기 때문에 증상이 단시간에 크게 악화하지도 않지만, 저절로 확연하게 증상이 호전되지 않은 특징을 가지고 있다.

04 목 디스크

> - **목 디스크의 전형적인 사례:** " 공무원 시험 준비를 2년 정도 한 32세 남자입니다. 처음엔 목과 어깨에 뻐근한 통증이 발생하더니 얼마 전부터는 왼쪽 팔의 바깥쪽으로 저릿한 통증이 생겼습니다. 목을 왼쪽으로 구부리거나 뒤로 젖히면 팔에 저릿한 통증이 더 심해집니다."
> - 목 디스크의 대표적인 주증상은 어깨와 팔로 방사되는 통증이다. 목 뒤와 등 뒤 날개뼈 부위의 통증이 단독으로 또는 동반되는 때도 있습니다.

일반적으로 사람들이 말하는 목 디스크라는 것은 의학적 용어로는 경추(목 부분의 척추를 일컫는 말) 추간판 탈출 혹은 이로 인한 경추 신경근병증이라고 한다. 경추 추간판이 탈출하거나 경추에 퇴행성 변화가 심하게 발생할 경우 경추신경의 시작부위(뿌리)에 문제를 일으키게 된다. 문제가 발생한 척추신경이 분지하는 목, 어깨, 팔 부위에 통증이 발생하는 것이 사람들이 말하는 목 디스크라는 것이다.

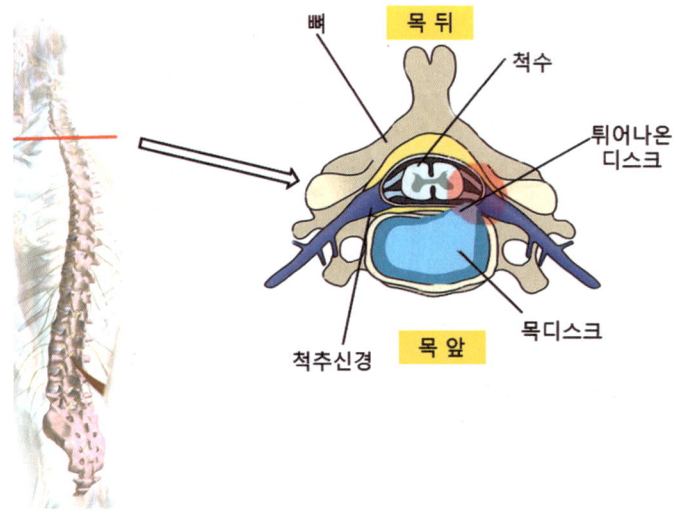

🔍 목 디스크의 모식도. 튀어나온 디스크가 척추신경 주위에 염증을 만들거나 압박하면서 목 디스크가 발병하게 된다.

목 디스크로 인한 대표적인 증상은 어깨와 팔로 방사되는 통증(뻗치는 듯한 느낌의 통증)이다. 신경통에 의한 증상으로 환자들은 저린다, 쑤신다, 화끈거린다, 찌릿찌릿하다, 콕콕 쑤시는 것 같다, 아프다 등 다양하게 그 통증을 표현한다.

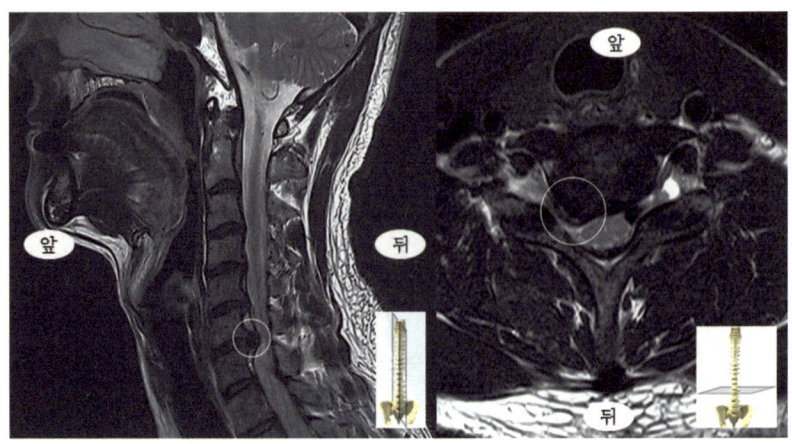

🔍 우측 날개뼈와 팔의 바깥쪽의 저린 통증으로 내원한 52세 남자의 목 MRI 사진. 치과의사였던 환자는 직업적으로 목과 어깨에 스트레스를 주는 일을 많이 하였다. 경추 6~7번 사이에서 추간판의 탈출한 모습을(흰 원) 보여준다.

목 디스크도 허리디스크와 마찬가지로 추간판 탈출이 발생한 위치에 따라 증상이 다르게 나타나게 되는데, 경추 5, 6번 척추신경에서 문제가 발생하면 주로 목과 어깨에 통증이 발생하고 경추 7, 8번 척추신경(목뼈는 7번까지 있지만, 신경은 8번까지 있다.)에서 문제가 발생하면 팔로 방사되는 통증이 발생하게 된다. 목 디스크에서 경추 7번 척추신경이 문제일 경우가 가장 흔하며 그다음으로 6번, 8번 순으로 잘 발생한다.

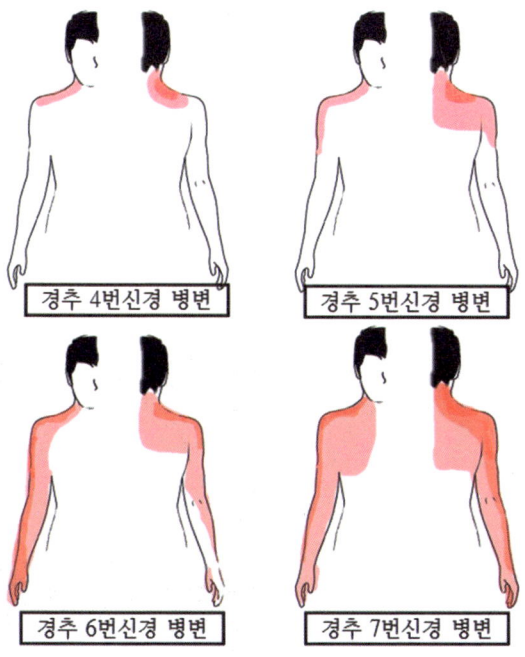

🔍 목 디스크의 통증은 문제가 발생한 추간판 위치에 따라 다르게 나타난다. 위 그림은 척추신경에 따른 통증 양상을 나타내준다. 여러 의학적 이유로 그림과 항상 똑같이 통증이 나타나지는 않는다.

 탈출한 추간판은 그 성상이 부드러울 수도 있고 딱딱할 수도 있다. 부드러운 경우는 시간이 지나면서 탈출한 추간판이 저절로 흡수되어 없어질 확률이 높고 치료의 결과가 좋은 편이다. 그러나 딱딱한 경우는 대부분 만성 퇴행성 변화로 인해 뼈와 같이 단단한 형태를 띠게 되어 저절로 흡수될 확률이 거의 없다.
 허리 디스크의 경우 부드러운 디스크가 튀어나오면서 증상을 만드는 경우가 대부분이지만, 목 디스크의 경우는 4명 중 1명 정도에서만 부드러운 추간판의 돌출로 인해서 디스크 질환이 발병하게 된다. 대부분의 목 디스크 환자들은 퇴행성 변화가 심하게 진행되면서 디스크, 인대, 연골이 딱딱한 조직으로 변형되고 뼈가 비후하여 목의 척추신경을 누르고 염증을 발생시킴으로써 증상이 나타나게 된다.

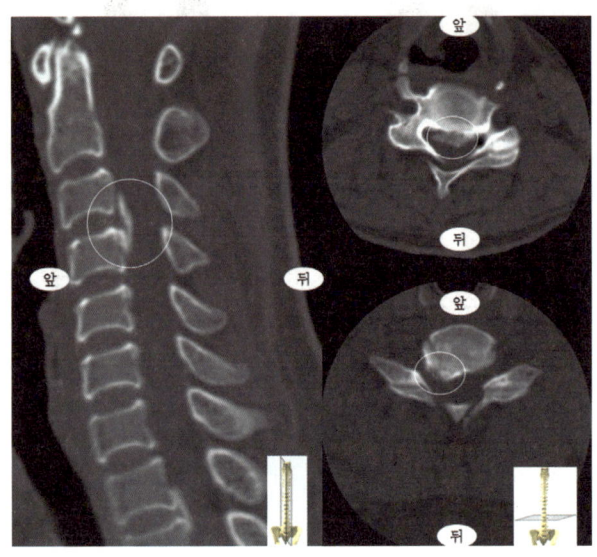

🔍 양측 목과 어깨의 통증으로 내원한 43세 남자 환자의 목 CT 사진. 목의 퇴행성 변화로 뼈와 인대 구조물들이 비후해지고 딱딱하게 골화하여(흰 원) 신경을 누르고 있는 CT 사진들.

Q 30대 중반인 친구가 요즘 목이 아프다고 하면서 목 디스크가 아닌지 걱정스러워 하는데 목 디스크가 실제로 그렇게 흔한 질병인가요?

 A 목 디스크 질환은 인구 1,000명당 1~2명 정도에서 발생하는 질환으로 목과 어깨 통증이 있을 때 목 디스크가 원인일 경우는 5% 정도로 낮습니다.

목과 어깨에 뻐근한 통증은 아주 흔하게 발생하는 증상이지만, 목 디스크는 생각보다 흔하지 않다. 목과 어깨는 워낙에 통증이 자주 발생하는 부위이다. 일생 중 10명 중 9명 이상, 즉 거의 모든 사람은 살면서 적어도 한 번 이상 목과 어깨에 크고 작은 통증을 경험한다.

나 역시 중학교 때부터 책상에 있는 시간이 많았고, 항상 수면 부족에 피로에 빠져 지냈던 인턴 레지던트 때에는 자주 늦은 밤까지 컴퓨터를 가지고 일을 하면서 목과 어깨의 통증을 자주 느꼈었다.

어느 날인가 목 디스크가 아닐까 걱정되어 MRI를 촬영해 보았는데, 내 목에는 어떤 추간판의 손상이나 추간판 탈출 없이 완전 정상이었다. 대부분의 목과 어깨의 통증은 근육통에 의해서 발생하게 된다.

목 디스크는 생각보다 흔하지 않은 질환으로서 인구 1,000명당 1~2명에서 발병하게 되며, 목과 어깨 통증이 있을 경우 목 디스크가 원인일 경우는 5%가 안 될 정도로 그 확률이 낮다. 50대 초반에 가장 많이 발생하지만, 최근에는 컴퓨터와 스마트폰이 일상화되면서 젊은 사람들에서도 그 빈도가 증가하고 있는 추세이다.

건강보험공단 통계에 따르면 2009년 대략 220만 명 정도 됐던 디스크 진료 인원이 2013년에는 270만 명으로 20% 정도 많이 증가하였다.[5] 2009년~2013년 5년 동안 허리디스크는 대략 18% 증가하였으나, 목 디스크는 30% 정도 증가하여 목 디스크의 증가율이 더 높았다. 특히, 스마트폰의 판매량이 큰 폭으로 증가했던 2011년에 디스크 진료 인원이 가장 많이 증가하였다. 스마트폰과 컴퓨터를 많이 사용하는 현대인들은 좋지 않은 자세가 습관화된 경우가 많다. 좋지 않은 자세가 지속되면 척추와 주위 연부조직에 가해지는 스트레스에 의해 처음에는 가벼운 근육통부터 시작되겠지만, 스트레스가 지속되면 결국 목 디스크로 발전할 위험성이 높아진다.

---

5 건강보험심사평가원 통계 보도자료, 2014

05 목 어깨의 통증? 혹시 목 디스크?

- ✔ 목과 어깨의 통증은 좋지 않은 자세로 스마트폰과 컴퓨터를 많이 사용하는 현대인들에게 매우 흔하게 발생한다.
- ✔ 이런 통증의 대부분은 근육의 과부하로 인한 근육통이지만, 목 디스크가 원인일 수도 있다.
- ✔ 팔로 방사되는 통증이 없다면 목 디스크일 가능성이 작아지지만, 자세 교정과 운동을 통한 유해요인 교정이 이루어지지 않으면 목 디스크가 발생할 수 있음을 명심해야 한다.

학창시절 또는 직장생활을 하면서 목과 어깨가 결리는 통증을 한 번도 경험해 보지 못한 사람은 아마 없을 것이다. 10명 중 8~9명은 일생 중 적어도 한 번 이상 목과 어깨에 근육통으로 고생해 본 경험이 있으며, 지금 이 순간 10명 중 1~2명은 현재 목 통증을 가지고 있을 정도로 목과 어깨의 통증은 사람들에게 흔하게 발생하는 증상이다.

사람의 목뼈는 정상적으로 부드러운 'C'자 커브 형태를 보인다. 좋지 않은 자세나 과사용으로 인해 뒷목과 어깨 근육이 스트레스를 받게 되면 근육통을 느끼게 된다. 대부분의 목과 어깨의 통증을 가지고 있는 사람들은 단순한 근육통일 확률이 높다.

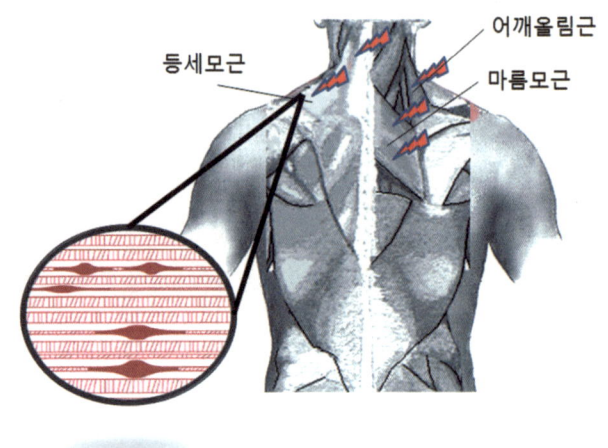

🔍 근육통 또는 근막통 증후군으로 흔하게 통증이 오는 뒷목과 어깨 부위, 근막통 증후군은 근육이 뭉쳐 통증 유발점(검정원)을 형성한다.

잘못된 자세로 인한 생역학적인 스트레스가 교정되지 않으면 근육의 미세파열과 섬유화가 진행되고 근육의 단축, 긴장, 경직이 발생하여 목의 정상적인 C자 형태가 일자목이나 거북목 형태의 병적인 모양으로 변하게 된다. 이와 함께 뒷목과 어깨의 근육에 단단한 띠를 형성하며 위팔과 어깨로 뻗치는 연관통을 동반시킬 수 있는 근막통 증후군이라는 병으로 발전하게 된다.

근막통 증후군 질환 자체는 심각한 병은 아니지만, 통증이 심한 경우에는 목 디스크보다 더 심할 때도 있다. 오랜 시간 동안 지속된, 좋지 않은 자세로 인하여 만들어진 질환이다 보니 치료도 쉽지 않고 꽤 긴 시간이 소요된다. 자세의 교정과 스트레칭 운동이 근막 통 증후군 치료의 핵심이다.

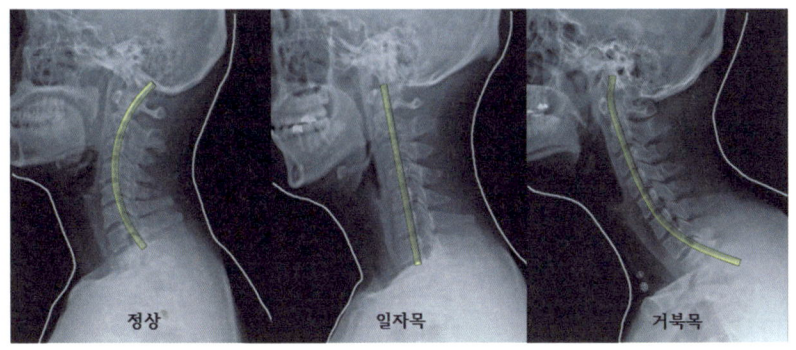

🔍 정상적인 목은 부드러운 C자 모양의 커브를 이룬다. 좋지 않은 자세가 반복되어 유연성이 저하되고 근육의 단축과 경직이 발생하게 되면 거북목이나 일자목이 발생하면서 목과 어깨에 통증을 유발하게 된다.

목 디스크는 50대에 가장 많이 발생하며 매해 발생률은 100명당 1명 정도로 꽤 낮은 편이다. 목 뒤나 어깨 주위의 통증이 발생한 경우 많은 사람들이 목 디스크가 아닐까 하는 걱정을 하게 되는데, 대부분은 목 디스크가 아닐 확률이 높다. 어깨나 팔로 뻗치는 듯한 통증(의학적으로는 방사통이라고 한다)이 없다면 목 디스크일 가능성은 작아진다. 그러나 뒷목과 어깨의 통증에 대해서 자세교정 같은 근본적인 유해요인을 교정하지 않는다면 추간판의 지속된 부하와 스트레스로 목 디스크가 발생할 수 있음을 명심해야 한다.

06 스마트폰이 만든 거북목

- ✔ 스마트폰을 잘못된 자세로 자주 이용하다 보면 거북목이 발생하게 된다.
- ✔ 거북복은 목의 추간판에 스트레스를 많이 주어 뒷목에 근육통을 만들게 되며, 목 디스크의 발병 위험성을 높인다.

 이제는 스마트폰이 없는 세상은 상상하기 힘들 정도로 생활의 필수품이 되었다. 여러 조사에서 한국인들의 스마트폰 사용 시간은 하루에 2~4시간 정도 사용함을 발표하였다. 특히, 청소년들의 경우에는 10명 중 3명이 중독 위험군이라고 하며, 하루 평균 스마트폰 사용 시간은 4시간 이상이다. 스마트폰이 생활의 편리함과 시간을 보내는 데에 더없이 좋은 놀거리를 가져다준 것은 부인할 수 없는 사실이지만, 우리 몸의 신체적·정신적 건강에는 좋지 않은 영향을 많이 주고 있다.
 앉거나 서서 스마트폰을 사용하고 있는 사람들을 보면 대부분 거북목의 자세를 취하고 있다. 스마트폰을 사용하여 인터넷이나 기사를 검색하거나 동영상을 보거나 문자를 보낼 때 30~45도 정도 고개를 숙이게 되며, 문자를 보낼 때 특히 고개를 더 많이 숙이게 된다.

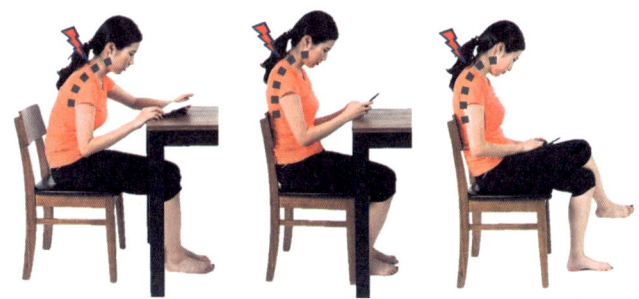

Q 스마트폰과 컴퓨터 사용 시 목의 굴곡 자세들은 경추를 거북목의 병적 형태로 변형시키게 된다. 이런 병적 형태는 목과 어깨의 근육과 디스크에 스트레스를 주게 된다.

경추(목뼈)가 정상적인 형태의 중립 자세에서는 목 경추에 걸리는 하중은 대략 5kg 정도 되는데, 30도 정도 목을 굴곡시키면 18kg, 45도 정도로 더 굽히게 되면 22kg 정도로 경추에 걸리는 하중이 증가하게 된다. 이것은 목 척추뼈를 이루는 추간판, 근육, 인대 등의 구조물에 스트레스를 주게 된다.

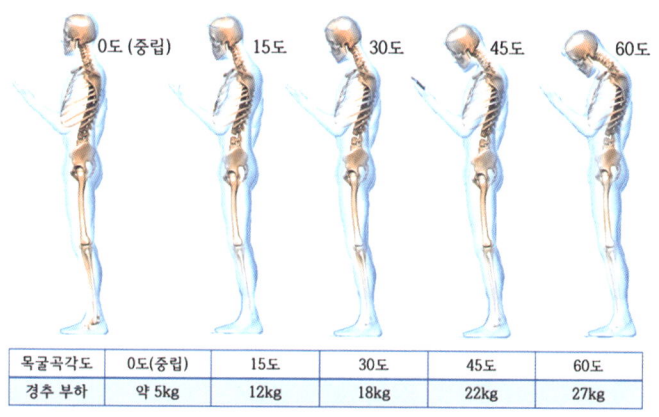

목굴곡각도	0도(중립)	15도	30도	45도	60도
경추 부하	약 5kg	12kg	18kg	22kg	27kg

좋지 않은 자세로 컴퓨터나 스마트폰을 한 시간 정도 사용하다 보면 어깨와 목에 큰 통증은 아니지만 뻑뻑한 느낌과 둔한 통증을 동반한 불편한 신호가 오게 된다. 이런 일이 반복되다 보면 목의 모양이 거북목처럼 앞쪽으로 굽게 되면서 양어깨와 뒷목의 근육에 스트레스가 가해지며 근육은 지속적으로 미세손상을 받게 되고, 섬유화되어 경직되고, 뻐근하고 둔한 기분 나쁜 목 뒤와 어깨 주위 통증을 유발하게 된다.

스마트폰을 사용하면서 텍스트(문자)를 장시간 반복적으로 보게 될 때 거북목의 형태로 경추의 병적 변형이 발생하고 통증이 발생하게 되는 경우를 텍스트목증후군(Text Neck Syndrome)이라고 부른다. 예전에는 거북목증후군이라는 용어로 사용되었다.

잘못된 자세를 재교정하지 않으면 텍스트목증후군은 더 악화할 것이며, 이것은 경추의 추간판에 스트레스를 많이 주어 목 디스크의 발병 위험을 높이게 된다. 경추 질환의 치료와 예방을 위해 가장 중요한 것은 자세교정과 적절한 스트레칭 운동이다.

07 교통사고 후 뒷목 통증, 채찍질 손상

> ✔ 후방 추돌시 뒷목의 인대, 근육 등 많은 구조물에 손상되면서 심한 통증이 발생하게 되는데, 이것을 채찍질 손상이라고 한다.
> ✔ 채찍질 손상 시 엑스레이 등 영상 검사는 정상이지만 심한 통증을 호소하는 경우가 많다.

　자동차 후방 추돌사고가 발생한 경우 사람들 3명 중 1명은 24시간 안에 목과 어깨의 통증을 경험한다. 이것은 채찍질 손상이라고 하는 경추 염좌에 의해서 발생하는 것으로서 환자 10명 중 1명은 매우 심한 통증을 호소하여 일상생활이 어려울 정도의 장애가 발생하기도 한다. 대부분의 경추 염좌 환자들은 2~3개월 후면 회복이 되지만, 10명 중 3~4명은 만성화되며, 10명 중 2명 정도는 2년 후에도 통증을 호소하게 된다.
　후방 추돌사고로 경추 염좌가 발생했을 때의 통증은 환자들을 매우 고통스럽게 만든다. 목과 어깨의 극심한 통증으로 목과 상체를 잘 움직이지 못하게 되며, 심한 경우에는 가만히 누워 쉴 때도 전신에 통증을 느끼게 된다. 팔이 저리고 근력이 떨어지는 증상이 발생할 수도 있으며 두통도 흔하게 동반된다.

후방 추돌사고가 발생하게 되면 앞에 있던 차에 타고 있던 사람은 0.3초 사이에 목이 갑작스럽게 과신전되었다가 과굴곡되면서 여러 구조물에 손상을 받게 된다. 목을 움직일 때는 목의 인대, 디스크, 힘줄 등에 무리가 가지 않도록 목 주위에 있는 근육들이 조화롭게 힘을 내 안정되게 움직이게 되는데, 교통사고의 경우 갑작스럽게 짧은 시간에 목의 과신전-과굴곡 움직임이 발생하게 되어 척추를 안정화시키는 근육 조절이 제때에 이루어지지 않게 된다.

이로 인해 우리 목 주위에 근육, 힘줄, 인대, 경추 후관절, 추간판, 뼈가 손상을 받게 되면서 채찍질 손상(편타성 손상)이 발생하게 된다. 일반적으로 병원에 가면 경추 염좌라고 진단받게 되며, 목 주위의 근육은 경추 주위 조직의 보호를 위해서 경직되며 목은 일자목의 형태를 띠게 된다. 이런 경우 MRI, X-ray, 신경검사 등 각종 검사에서 특별한 이상 소견이 보이지 않는 경우가 대부분이다. 환자 본인은 고개를 돌리지 못할 정도로 통증이 심한데 검사상으로는 아무런 문제가 없는 것이다.

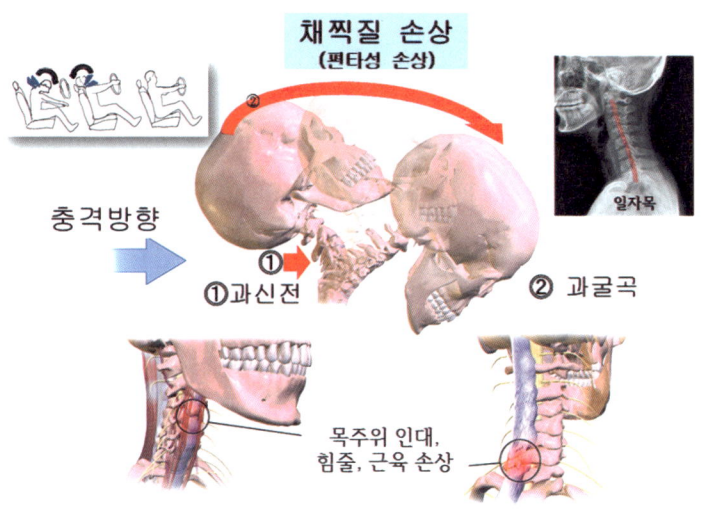

🔍 채찍질 손상(편타성 손상, 경추 염좌): 후방추돌 교통사고 시 0.3초 내의 짧은 시간에 목은 과신전, 과굴곡된다. 평상시 경추를 안정화시키는 근육들의 조절작용이 제대로 작동하지 못하게 되면서 목 부위의 근육, 힘줄, 뼈, 인대, 디스크, 경추 후관절에 손상이 발생하게 되며, 목 주위 근육은 목 경추의 보호를 위해 경직되어 일자목의 형태를 만들게 된다.

이전에 발목을 삐어 본 적이 있는 사람은 이 증상을 쉽게 이해할 수도 있다. 발목을 접질려 작은 인대 하나에 염좌가 발생하게 되면 2~3주간 발목을 움직일 때마다 통증이 발생하게 된다. 교통사고로 인한 경추 염좌 시에는 목에 있는 많은 인대, 힘줄이 손상을 당하게 된다. 발목에 있는 하나의 인대만 슬쩍 삐어도 움직이지 못할 정도로 붓고 통증이 심하게 발생하는 것을 보면, 목에 여러 인대와 힘줄이 손상당했을 때는 목 움직임이 제한되고 통증이 심한 것은 당연하다.

교통사고로 병원을 찾는 대부분의 사람은 정말로 아픈 사람이지만, 특별한 증상이 없는 매우 경미한 사고임에도 보상을 노려 눈에 뻔히 보이는 거짓말을 하는 사람들도 적지 않다. 이런 사람들 때문에 증상이 심한 실제 환자들도 치료와 보상에 있어서 피해를 보게 되는 경우도 있는 것이 사실이다.

교통사고로 인한 경추 염좌가 발생 시 초기 수일 동안은 급성으로 과도한 염증반응이 많이 일어나게 되어 통증이 심해지게 된다. 목을 움직일 때마다 심한 통증이 발생하며, 휴식 시에도 욱신욱신한 통증이 목과 어깨에 발생하게 되며, 두통의 동반도 매우 흔하다.

적절한 염증반응은 손상된 조직의 치유에 도움이 되지만, 적절하지 않은 과도한 염증반응은 근육, 인대, 힘줄 등 조직의 손상을 더 가속화시킨다. 일단 초기 2~3일은 필요 시 소염제, 진통제, 근이완제 등을 복용하면서 목 보조기를 착용하고 안정을 취하는 것이 좋다. 통증이 극심한 경우에는 수액제에 근이완제와 진통소염제 등을 섞어 정맥으로 주사를 맞기도 한다.

목 보조기는 처음 3일 정도만 착용해야 한다. 더 길게 착용하는 것은 오히려 목과 어깨 근육의 근위약과 뻣뻣함을 조장하게 되고, 미세 손상된 조직의 회복에 방해가 된다. 침상에만 누워서 쉴 경우 일주일에 10~20% 정도 근력이 떨어지고, 1달쯤 되었을 때는 40~50% 정도 근력이 감소하게 된다. 근력과 근육량을 회복하는 데 소요되는 시간은 잃었던 시간의 두 배 이상 걸리게 된다. 주위에 보면 목과 허리통증으로 보조기를 습관적으로 착용하는 사람들이 많다. 특별한 이유가 없는 한 장시간 착용하는 보조기들은 몸에 해를 끼치게 됨을 명심해야 한다.

급성의 심한 통증이 어느 정도 조절되었다면 이제 목과 어깨의 경직된 근육을 풀어주는 재활운동치료를 본격적으로 시행해 주어야 한다. 근육, 인대 등 연부조직의 이완을 위해 열전기 치료를 보통은 같이 시행한다.

통증이 심한 경우 통증 유발점 주사, 근육 내 전기자극술, 경추 후관절 스테로이드 주입술 등 여러 주사치료를 시행할 수 있다. 대부분의 환자는 2~3개월 이내에 회복되지만, 충격이 큰 교통사고를 당한 사람들은 목, 어깨, 등의 다발성 통증으로 1년 이상 고통을 겪는 사람들도 있다. 교통사고의 후유증을 최대한 줄이기 위해서 목과 어깨의 자세를 바로 하고 스트레칭 운동을 꾸준히 하는 것이 좋다.

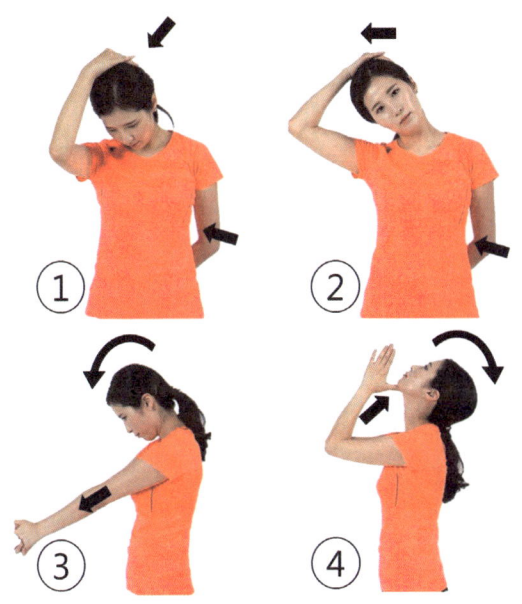

① 스트레칭하려는 쪽의 팔은 열중쉬어 자세를 취하고 반대쪽 팔을 이용하여 목을 지그시 20초간 당겨준다. 이때 시선은 스트레칭시키는 반대쪽 다리의 새끼발가

락을 쳐다본다.
② 스트레칭하려는 쪽의 팔은 열중쉬어 자세를 취하고 반대쪽 팔을 이용하여 어깨 방향으로 목을 지그시 20초간 당겨준다. 이때 시선은 스트레칭시키는 반대쪽 다리의 새끼발가락을 쳐다본다.
③ 목을 앞으로 숙이면서 양손을 마주 잡고 앞으로 쭉 내민다. 20초 정도 이 자세를 유지해준다.
④ 목을 뒤로 젖히고 양손의 엄지손가락을 이용해서 턱을 위로 10초 정도 지그시 올려준다.

PART 3
목, 허리건강을 위한 의학 지식

01 감기보다 더 흔한 목/허리통증

> ✔ 진료실 의자에 서너 시간 앉아서 진료를 보는 나도 가끔은 요통이 발생한다. 요통은 평균적으로 전 국민 4명 중 1명꼴로 병원을 찾게 하는 매우 흔한 증상이다.

이 세상에서 가장 흔한 병은 무엇일까? 난 의대생 때 감기라고 배웠으며, 일반인들도 상식적으로 감기라고 답하는 사람이 많다. 그러나 병명이라기보다는 증상을 말하는 용어이긴 하지만, 내 경험상으론 허리통증이 감기보다도 더 많은 것 같다. 실제로 요통은 매우 흔한 증상이다. 여러 연구 통계를 참고해 보면 사람들 2명 중 1명은 지난 6개월 동안 요통을 겪었으며, 평생 10명 중 9명 이상은 요통을 경험한다. 또한, 지금도 허리가 아픈 사람들은 100명 중 7명이나 된다.

컴퓨터를 사용하는 시간이 많고 진료와 연구를 하며 의자에 앉아 있는 시간이 많은 나도 자주 허리통증이 발생했었다. 경한 요통이긴 하지만 적어도 한 달에 한 번 이상은 발생했던 것 같다. 심한 경우는 진료실 의자에 20분 이상 앉아 있기 힘들 때도 있었고, 가끔씩 재활치료와 열전기 치료를 받기도 했다.

요통을 없애기 위해 나는 한 6개월 전부터 서서 진료를 보기 시작하였다. 그리고 서 있는 중간중간 중심 근육 운동을 꾸준히 시행하였다. 아니나 다를까? 그 이후로는 요통을 단 한 번도 겪지 않고 있다. 내 진료실로 처음 들어서는 환자분들은 서서 외래 진료하는 나를 보고 어색해했지만, 난 허리통증을 가지고 있는 환자들에게 좀 더 현실감 있게 허리건강을 위한 생활습관의 변화를 설명할 수 있게 되었다.

흔한 요통은 실제 병원을 방문했던 환자들을 대상으로 한 건강보험심사평가원의 자료에서도 확인할 수 있는데 2014년 한 해 허리질환으로 진료를 본 사람은 1,260만 명이 넘어 국민 4명 중 1명꼴로 척추질환으로 진료를 보고 있다.[6] 척추질환 건수로 보면 8,790만 건에 달하였다.

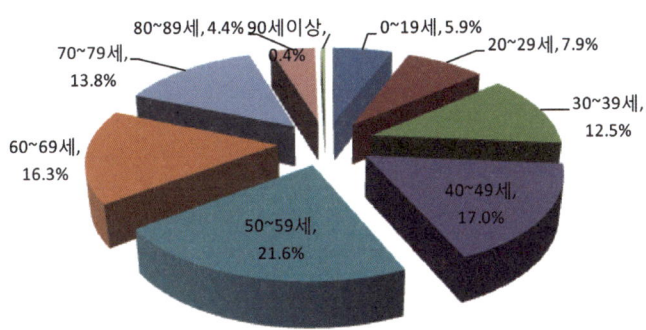

2014년 연령별 척추질환으로 인한 진료 인원 점유율, 건강보험심사평가원

6 건강보험심사평가원 통계 보도자료, 2015

02 대부분의 목/허리통증은 저절로 좋아진다

- **증례)** 군 장교와 예비군 지휘관으로 33년 동안의 군 생활을 끝마치신 아버지는 서울시 시설관리공단에서 장애인 콜택시 운전원으로 수년간 일하셨다. 장애우들을 업기도 하고, 안고 옮겨 드리기도 하면서 아버지는 가끔 허리통증을 호소하셨다. 그때마다 일상생활과 운전을 할 때의 올바른 자세, 1~2가지의 간단한 허리운동, 그리고 몇 가지 주의사항을 알려드리게 된다. 아버지의 허리통증은 1~2주가 지나지 않아 대부분 호전되셨다.
- 저절로 통증이 좋아지기 위한 전제조건은 허리와 목에 무리를 줬던 일들을 모두 중단하고 올바른 자세를 유지하는 것이다.

2013년 여름, 인조 가죽 의자에 앉아 3~4시간 진료를 하다 보니 허벅지와 엉덩이 아래쪽에 땀이 고여 답답하였던 나는 환기가 잘되는 저렴한 플라스틱 재질의 방석을 하나 구입하였다. 플라스틱 재질이어서 그런지 엉덩이가 앞으로 약간씩 미끄러짐을 느꼈고, 난 미끄러지지 않으려고 허리에 약간의 힘을 주게 되었다. 허벅지 아래쪽에 환기가 잘되어 시원함은 느꼈지만, 2~3일이 지나면서 허리 양쪽에 묵직하고 둔한 통증이 발생하였다. 정확하게 짚을 수는 없었지만 아래 허리 양쪽으로 뻐근한 통증이 있었으며, 자리에서 일어나서 스트레칭 운동을 하면 완화되곤 하였다. 미끄러운 방석 위에서 엉덩이의 위치를 유지하기 위해서 허리에 힘을 주게 되었고, 수일이 지나면서 과부하로 인하여 허리 주위 근육에 통증이 발생한 것이었다. 이런 종류의 허리통증은 주위에서 흔하게 발생한다. 그리고 요통을 만든 원인을 교정해주는 한 가지 만으로 2~3주 안에 대부분은 저절로 회복된다. 미끌미끌해서 허리에 힘이 걸리게 했던 그 플라스틱 방석이 허리통증을 만든 원인이었으므로 바로 빼서 없애버렸으며, 나의 허리통증은 2주 후 사라졌다.

허리통증은 대부분 특별한 치료 없이도 호전될 수 있다. 현대 의학이 발달하였지만, 인간의 자가 치유력은 가장 강력한 치료 도구 중의 하나다. 허리통증 환자 2명 중 1명은 1주일 이내에 증상이 사라진다. 그리고 10명 중 8~9명은 1달~6주 이내에 증상이 치유된다.[7]

허리에만 국한된 통증이라면 일단 허리에 무리를 줬던 일들을 모두 중지하고 올바른 자세를 유지하며 허리를 일단 쉬게 해주자. 그리고 덧붙여 국소 중심 근육을 잘 훈련시켜 나가자. 대부분은 이 정도의 치료면 훌륭하게 증상이 완화될 수 있다.

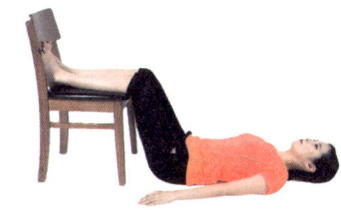

Q 허리통증이 발생했을 경우 그림과 같이 의자에 다리를 올리고 온몸을 완전히 이완시키고 부드럽게 호흡하면서 허리를 쉬게 해 주자. 이 자세는 허리를 가장 편하게 만드는 자세이며, 이 자세만 가지고도 허리통증을 낫게 할 수 있다.

---

7 1. Hestbaek, L., Leboeuf-Yde, C. & Manniche, C. Low back pain: what is the long-term course? A review of studies of general patient populations. European Spine Journal 12, 149165 (2003).

다리와 엉덩이로 뻗치는 통증이 동반되는 경우, 다리의 힘이 약해지는 경우, 다리의 특정 부위에 감각이 떨어지고 피부에 이상한 느낌이 발생한 경우, 항문주위의 엉덩이 부위와 양 허벅지 뒤쪽으로 심한 통증이 있는 경우, 소변이 갑자기 시원하게 나오지 않거나 잔뇨감이 있는 경우 등 신경학적 증상이 있는 경우에는 단순히 쉬고 자가 운동하는 정도로 끝내기에는 위험성이 크다. 이런 경우에는 병원에 내원하여 전문의의 진료를 받고 상태에 맞는, 더 의학적이고 세밀한 도움을 받는 것이 바람직하다.

03 단순한 허리통증이 허리디스크 전조 단계

- ✔ 허리통증은 허리에 디스크 등 중요한 질환이 발생할 수 있음을 미리 경고하는 중요한 신호이다. 처음 허리통증이 있었을 때 그 근본 원인을 바로 잡아야 한다.
- ✔ 통증 치료를 받았을 때에는 경고 신호가 약해지므로 위험요인의 회피와 근본 원인의 교정에 더욱 주의해야 한다.

요통이 매우 흔한 증상이며 대부분은 특별한 치료 없이 수주 안에 호전되지만, 요통을 가볍게 생각해서 그냥 방치하게 되면 중한 허리질환으로 발전하게 되는 경우가 많다.

허리디스크나 척추관 협착증 등 중한 허리질환으로 진단받은 많은 사람들은 과거 수개월 또는 수년 전부터 반복되는 허리통증의 경험이 있는 경우가 많다. 처음에는 특별한 치료 없이 좋아지니 별일 아니라 생각하며 요통의 원인을 교정하지 못하고 생활하게 된다. 요통은 일정 시간이 지나면 다시 발생하고, 얼마 후 다시 호전되는 식으로 계속 반복된다. 이때는 자가 치유력이 그래도 작동하여 망가지고 손상된 추간판을 회복시키지만, 허리에 스트레스가 교정되지 못하고 지속되면 결국은 자가 치유력의 범위를 뛰어넘게 되고, 결국에는 허리에 중한 질환이 발생하게 된다.

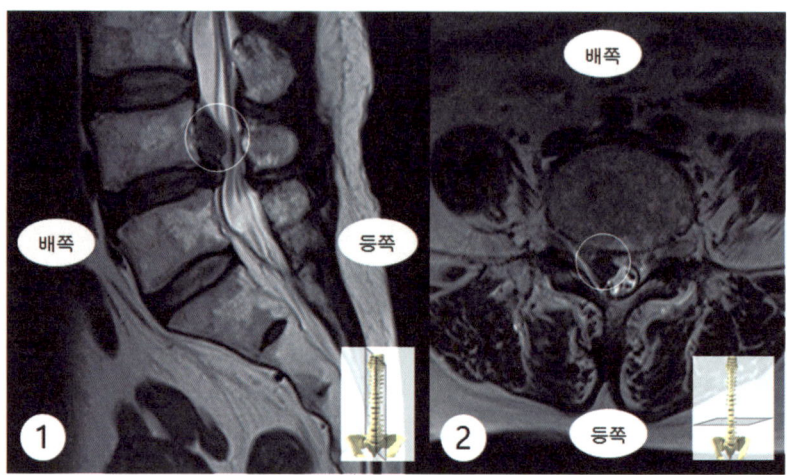

Q 52세 여자 환자의 MRI 사진이다. 3개월 전부터 허리에 뻐근한 통증이 있었다 없었다를 반복했었다는데, 이틀 전 아침부터 좌측 뒷다리에 매우 심하게 당기는 통증이 발생하여 다리를 절면서 병원을 방문하였다. 추간판이 떨어져 나와버린 분리(흰원) 소견이 있었던 환자로 경막외 주사 시술을 시행하고 통증은 거의 사라졌다. 추간판 분리의 경우 시간이 지나면서 거의 100% 흡수되어 없어지게 된다.

통증은 분명 인간에게 불쾌한 느낌이다. 그러나 인간의 생존을 위해서 없어서는 안 될 중요한 감각이다. 통증이 있기 때문에 인체에 가해지는 유해 자극을 인지하고 몸을 보호하기 위해 적절한 통증 행동을 하게 된다. 가령, 손이 뜨거운 불에 뎄을 때 통증을 느끼지 못한다면 손이 타 없어질 때가지 모를 것이며, 날카로운 물건에 살이 찔리기 시작했을 때 통증을 느끼지 못한다면 몸은 크게 손상될 것이고 자칫하면 생명도 잃을 수 있다. 통증이 있어 인간은 유해 자극으로부터 몸을 보호하고 생존하게 된다.

이런 맥락으로 본다면 요통은 또한 허리를 유해 자극으로부터 보호하기 위한 중요한 신호인 셈이다. 요통이 있음에도 허리에 해가 되는 유해 자극을 내버려 두게 되면 허리에 큰 질환이 발생할 것을 우리에게 경고하는 것이다. 발생한 지 4주가 되지 않는 통증을 급성통증이라고 한다. 급성 통증기에 허리에 악영향을 주고 있는 스트레스를 바로 잡지 않으면 만성 통증으로 넘어가게 된다. 만성화되면서 병은 점점 심각해지고 그만큼 치료 기간이 길어지게 되며, 치료의 난이도도 높아지게 된다. 초기 대부분의 요통은 일상생활에서의 자세교정과 휴식으로 간단히 해결될 수 있다. 그러나 유해 자극을 교정하라는 통증 신호를 무시하였을 때는 병원에서 이루어지는 약물치료와 재활치료가 필요하게 되며, 더 방치하여 허리 상태를 악화시키게 되면 긴 바늘을 이용한 주사치료가, 그리고 더 악화되면 최후의 수단인 수술을 필요로 하게 된다.

- ✔ 특별한 치료 없이 좋아지는 허리통증이 많지만 이를 무책임하게 방치하면 허리디스크로 진행할 수 있다.
- ✔ 사례) 63세 남자 환자분이 허리를 움직일 때마다 심한 요통이 발생하여 내 진료실을 찾아왔다. 이 환자분은 30년 전에 이미 허리디스크로 진단받고 수술을 받았다. 제조업에 종사했던 이 환자분은 수술 후 수개월 동안은 증상이 호전되었으나, 얼마 지나지 않아 요통이 계속 재발하여 30년 가까이 매년 허리에 주사를 맞아가며 살아왔다. 최근에

> 는 앉았다 일어날 때, 그리고 침대에서 몸을 뒤척일 때도 허리와 엉덩이 부위의 통증이 너무 심하고 세수하기도 힘들었다. 30년 전부터 요통으로 병원을 찾았지만, 요통을 만든 근본 원인을 고치지 못하였다. 병원에서도 설명을 전혀 듣지 못했으며, 당연히 요통의 근본 원인을 고치는 치료 또한 받아 보지 못했다. 이 환자분의 허리는 돌이킬 수 없을 정도로 심하게 망가지게 되었다.

어떤 치료를 받더라도 가장 최악의 경우는 근본 원인을 교정하여 허리를 보호하라는 통증 신호가 주어짐에도 불구하고 약물치료와 주사치료, 시술, 수술 등의 치료만 시행하는 경우이다. 위에 언급한 환자의 경우처럼 허리를 망가뜨린 근본 원인을 교정하지 않고 단기간 통증만을 없애는 땜질씩 치료만 하게 되면 허리는 점점 망가져 갈 것이고, 나중에는 어떤 치료로도 회복이 되지 않는 심한 통증이 생길 수 있다. 허리건강의 필수 3요소를 잘 지키고 치료, 관리하는 것이 반드시 필요하다.

요통을 겪었던 나와 우리 아버지의 경우에는 미리 요통을 일으킨 원인을 바로 교정하였다. 그래서 중한 허리질환으로의 발병을 막을 수 있었다. 병원에 근무하는 혜택으로 싼 가격에 검사를 시행할 수 있는 덕택에 나와 우리 아버지는 허리 MRI 촬영을 해 보았는데, 나이에 걸맞은 정상적인 퇴행성 변화 외에는 그 어떤 병적인 소견을 찾을 수는 없었다.

"아니 땐 굴뚝에 연기 날까?"라는 옛 속담이 있다. 허리통증에 어울리는 속담으로, 허리통증에는 반드시 그것을 유발한 원인이 있다. 그 원인은 책과 인터넷에서 알려주는 지식을 바탕으로 일반인이 알아낼 수도 있지만, 많은 경우에서는 다분히 전문 의학적인 지식을 가진 의사들의 도움이 필요하다. 가령, 위에 언급했던 우리 아버지의 예에서 무거운 환자분을 안고 옮겨 드리는 일을 수차례 한 후에 요통이 발생했다면 이것은 일반인이라도 쉽게 알 수 있는 원인, 즉 환자분을 옮기는 허리에 무리가 가는 일이 원인이라는 것을 알 수 있다. 그렇지만 이렇게 쉽게 알 수 있는 원인이 아닌 경우도 매우 많다. 본인도 잘 인지하지 못하는 자세에서 나오는 척추 전만의 소실이나, 허리의 건강에 매우 중요한 중심 근육의 약화 같은 것이 그런 원인이다. 작은 구멍 하나가 댐을 무너뜨린다 하였다. 처음은 가벼운 허리통증이었지만 원인을 교정하지 않았을 때는 악화와 호전을 반복하게 되며, 결국에는 허리 디스크 같은 중한 허리질환을 만들게 되는 것이다. 사람들 10명 중 1명 정도는 만성적인 허리통증으로 고생하며, 100명 중 1명은 허리통증으로 인한 신체장애로 일상생활과 직업생활에 장애를 갖게 된다.

04 대부분 허리를 굽힐 때 디스크가 터진다

- ✔ 추간판이 탈출하여 발생하는 디스크 질환은 대부분 허리를 굽히는 동작에서 발생한다. 허리를 편 상태에서는 거의 일어나지 않는다.
- ✔ 평상시 허리가 좋지 않은 사람들과 디스크 환자들은 허리를 굽히는 동작 시 항상 주의해야 하며, 허리를 앞으로 굽히는 운동은 피하는 것이 좋다.

'두둑', '삐끗'하며 갑작스럽게 발생하는 허리디스크는 대부분 허리를 굽힌 자세에서 발생한다. 그것은 우리 척추의 생역학에 의한 것으로서 허리를 굽힌 자세에서는 추간판이 뒤로 밀려나는 힘이 받게 되며, 펴는 자세에서는 앞으로 밀려나는 힘을 받기 때문이다.

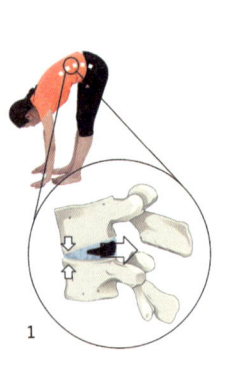

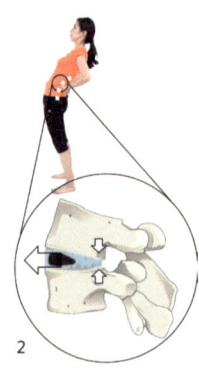

🔍 허리를 굽히게 되면 추간판은 뒤로 밀리고 터지려고 하는 힘을 받게 된다(①). 반대로, 허리를 펴게 되면 추간판은 앞으로 밀리는 힘을 받게 된다. 추간판이 뒤로 터질 때 디스크 질환이 발병하게 되므로 평상시 허리가 건강하지 않다든가 이미 디스크가 발병한 사람들은 ①번과 같은 허리 굴곡 운동은 피하는 것이 좋다.

책의 앞부분에서 허리 척추가 'C'자 형태인 전만 구조를 잃어버리고 일자가 되었을 때 추간판에 걸리는 스트레스가 10배까지 커질 수 있음을 언급하였는데, 허리를 굽히게 되면 일자를 넘어서 오히려 'C'의 역으로 형태가 변하게 되어 추간판의 후방 탈출 스트레스는 더 커지게 된다. 그리고 척추 추간판의 후방으로 우리 몸의 감각, 운동 기능을 조절하는 신경들이 위치하고 있기 때문에 허리를 굽히는 동작에서 또는 허리를 굽히고 물체를 들어 올릴 때에 추간판의 손상과 탈출이 일어나게 되면, 신경에 염증을 일으키거나 기계적인 압박을 일으키게 되어 디스크 질환을 유발하게 되는 것이다. 허리를 앞으로 구부렸을 때 추간판의 수핵은 첫 3분 동안 0.6mm/min의 속도로 뒤로 이동하게 되는데, 한 시간 동안 지속된다. 허리 굽힘을 멈추게 되면 매우 느리게 회복된다.[8]

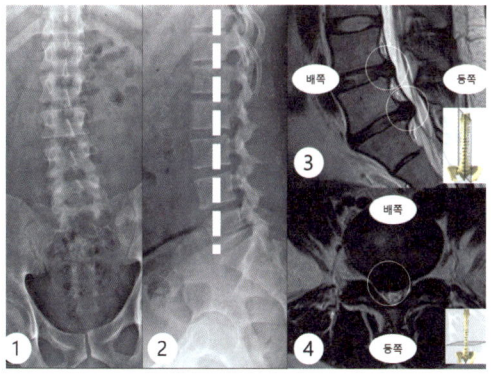

Q 마트에서 물을 들어 올리다가 추간판 탈출증이 발생한 35세 남자 환자의 영상사진들. 이 남자 환자의 허리건강은 좋지 않은 상태였는데, ①앞뒤로 찍은 엑스레이

---

8 1. Alexander, L. A., Hancock, E., Agouris, I., Smith, F. W. & MacSween, A. The response of the nucleus pulposus of the lumbar intervertebral discs to functionally loaded positions. Spine 32, 1508~1512 (2007).

사진에서 척추의 측만증이 관찰되고, 측면사진에서는 요추의 전만이 깨져 일자로 된 허리 모양을 보여준다. 요추4-5, 요추 5-천추 1번에 탈출한 추간판(흰 원)의 모습을 보여준다. 허리를 굽힐 때는 추간판을 터지게 하려는 힘이 강하게 작용하게 된다.

  물론 허리를 과도하게 펴게 되는 경우에는 추간판이 앞으로 밀리는 힘이 작용하게 되는데, 추간판의 앞쪽으로는 신경은 없고 대부분 지방조직을 비롯한 연부조직이 위치하므로 추간판의 척추의 앞쪽으로 탈출되는 경우에는 별다른 증상을 일으키지 않게 된다.
  허리가 건강한 사람들이야 허리주위의 유연성을 위해서 특별히 허리 굽히는 운동을 피할 필요는 없지만, 평상시 허리가 좋지 않았다거나 이미 디스크가 발병한 사람의 경우에는 앞으로 허리를 굽히는 운동을 하는 것은 피하는 것이 좋다. 앞으로 허리를 굽혀 손바닥이 바닥에 닿는 유연성이 삶을 살아가는 데에 별로 중요하지 않다.

05. 아침에, 그리고 추운 날 디스크 특히 조심해야!

- ✔ 추운 날씨에는 척추 주위의 근육이 경직되어 스트레스가 가해지면 추간판이 손상되기 쉽다.
- ✔ 아침에 자고 일어났을 때 추간판의 내부 압력이 가장 높기 때문에 스트레스가 가해지면 추간판이 손상되기 쉽다. 추간판 손상과 탈출은 한순간의 방심으로 발생하는 경우가 많다. 올바른 자세를 습관화해서, 허리디스크를 만드는 그 한순간이 없도록 해야 한다.

순간적으로 허리를 삐끗하면서 제대로 걷지 못할 정도로 심한 통증을 호소하는 환자들이 꽤 흔하다. 물건을 들다가, 허리를 구부리다가, 푹신한 소파에서 일어나다가, 초겨울 김장 통을 나르다가 등 다양한 상황 속에서 순간적으로 발생한다.

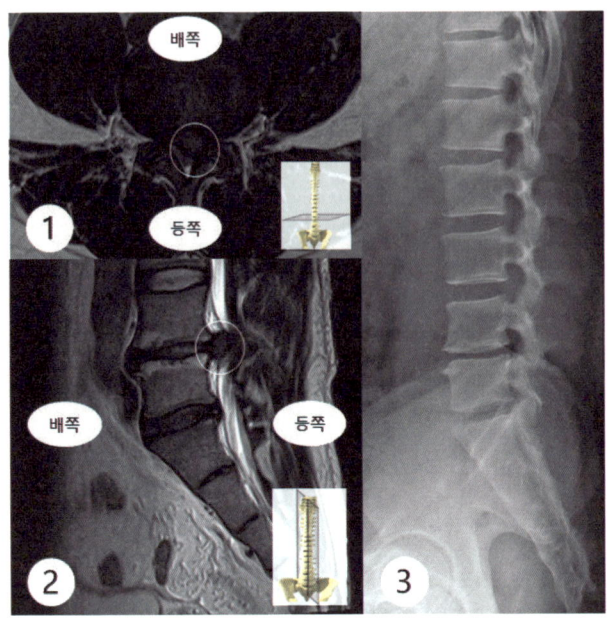

🔍 아침에 일어나서 세수하려고 허리를 굽혔을 때 '두둑' 하는 느낌과 함께 추간판이 손상되어 극심한 허리통증과 허벅지에 통증이 발생했던 38세 남자 환자의 영상이다. ①, ②번 MRI 영상에서 요추4~요추 5번 추간판에 추간판이 탈출한 모습을(흰원) 보여준다. ③번 엑스레이 영상에서는 척추의 전만 'C'자 커브를 상실한 일자 형태의 척추 모습을 보여준다. 척추전만이 없을 경우 추간판에 가는 부하가 커지게 되어 손상되기 쉽다.

보통 사람들이 허리를 '삐끗했다', '삐었다'라고 표현하는 이 질환의 진단을 요추 염좌(인대와 근육의 손상)라고 설명하는 의사들도 있고, 추간판의 손상이라고 설명하는 의사들도 있다. 의학적으로 명확히 밝혀지지는 않았으며 실제 두 경우가 다 가능하다고 생각하지만 내 경험과 의학 지식으로는 허리를 삐었다고 하는 경우의 대부분은 추간판의 손상에 의한 것으로 추정된다.

이렇게 허리를 삐는 것은 추운 겨울날 더 흔하게 발생하고 그 위험성이 높으며, 하루를 기준으로 보았을 때는 자고 일어난 직후의 아침 시간이 그 위험성이 가장 높다.

추운 날씨에는 혈관은 수축하고 근육, 인대의 유연성이 떨어져 경직되어 뻣뻣해진다. 추간판과 척추를 둘러싸고 있는 것도 모두 근육과 인대들이다. 이 근육과 인대가 뻣뻣한 상태에서의 척추 움직임은 척추 사이에 있는 추간판에 많은 스트레스(부하)를 주게 되고, 어느 한계 이상 스트레스가 커지게 되면 순간적으로 추간판이 찢어지거나 추간판이 수핵이 세는 등의 손상이 발생하게 된다. 순간적으로 허리디스크가 발생하는 것이다.

자동차 타이어 안 공기량에 따라서 압력이 변하는 것처럼 우리 몸의 추간판도 내부의 압력이 수시로 변하며, 그 두께도 아침과 저녁으로 차이가 난다. 그래서 청소년기에는 아침저녁의 키 차이가 2cm 정도까지 난다.

추간판은 밤새 누워 자는 동안 내부 압력이 저하되어 수분을 많이 흡수하게 되어 빵빵해진다. 이렇게 빵빵해진 추간판에 갑작스러운 부하가 주어질 경우 추간판이 순간적으로 손상되어 급성으로 허리디스크가 발생할 수 있다. 바람을 많이 불어넣은 풍선이 힘을 주었을 때 더 쉽게 터지는 것을 생각하면 이해가 쉽다. 실제 환자들에서는 아침에 일어나 세수를 하려고 허리를 굽혔는데, '두둑' 하는 느낌과 함께 허리통증이 걷지 못할 정도로 심해졌다는 경우가 그 대표적인 예이다. 허리디스크로 통증을 호소하며 진료실을 찾는 환자들은 디스크가 발병한 정확한 시간을 알지 못한 채 서서히 통증이 심해지는 반면에, 디스크가 발생한 정확한 시간을 특정하여 기억할 수 있는 경우도 있다. 즉, 한순간의 방심이 허리디스크를 만들 수 있다는 뜻이다. 이번 한 번쯤은 괜찮겠지 해서 무리하게 허리를 쓰다가 디스크가 순식간에 재발한다. 항상 올바른 자세를 생활 습관화하고, 단 한 순간도 방심하지 말고 허리에 무리한 스트레스가 가지 않도록 관리하는 것이 매우 중요하다.

06. 정상적인 퇴행 변화로 추간판 탈출은 매우 흔하다

 Q 건강검진에서 허리 MRI를 찍었는데 추간판이 탈출되어 있다고 하네요. 내가 허리디스크에 걸린 건가요?

 A 허리 MRI에서 추간판이 탈출되었다고 허리디스크는 아닙니다. 정상적인 노화의 과정에서 증상이 전혀 없는 추간판 탈출은 매우 흔합니다.

추간판이 튀어나온 정도에 따라 팽륜, 돌출, 탈출, 분리의 4단계로 구분된다. 가장 정도가 팽륜은 약간 튀어나와 있는 정도를 말하는 것이고 추간판 분리는 추간판의 수핵이 아예 떨어져 나와 흘러내린 것을 말한다.

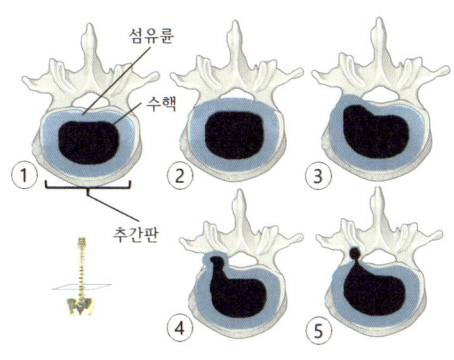

Q 추간판이 튀어나온 정도와 형태에 따른 분류 ① 정상 추간판, ② 추간판 팽륜, ③ 추간판 돌출, ④ 추간판 탈출, ⑤ 추간판 분리

1994년, NEJM(New Engalnd Journal of Medicine) 저널에 허리와 다리에 통증이 없는 무증상 환자들을 대상으로 MRI를 시행하여 추간판 탈출 소견을 조사해 본 연구가 발표되었다.[9] 참고로, NEJM 저널지는 일반 사람들도 잘 알고 있는 사이언스나 네이쳐보다 인용지수가 대략 2배 정도 높은 의학계 최고의 저널지로서 그 공신력은 대단하다. 여기에 한 번 실린 내용은 의학 교과서에 실릴 정도이다. 연구 결과 무증상인 사람들 100명 중 36명에서만 정상적인 추간판 소견을 보였으며, 나머지 64명에서는 정도의 차이는 있지만 추간판이 탈출한 이상 소견을 보였다. 아무 통증이나 증상이 없는 사람들도 알고 보면 추간판이 탈출하여 있다는 사람이 많다는 이야기이며, 추간판 탈출 그 자체는 정상적인 퇴행성 반응으로 특별한 증상이 없다면 큰 의미가 없음을 의미한다.

　추간판 팽륜, 돌출, 탈출한 소견은 허리와 다리에 아무런 증상이 없어도 나이가 들어감에 따라 그 빈도가 증가한다. 20~30대 사람들 10명 중 2명 정도에서 추간판이 돌출한 소견이 보이며, 40~50대에서는 10명 중 3~4명에서, 60대 이상인 사람들 10명 중 6명 이상에서 추간판 돌출 소견을 보인다. 나이가 증가함에 따라 추간판은 더 많이 돌출한다. 즉, 퇴행성 변화로서 추간판이 탈출된다는 것을 말해준다.

　평균연령 46세인 우리나라 사람을 대상으로 한 조사에서는 10명 중 6명에서 추간판 팽륜, 10명 중 4~5명에서 돌출, 탈출은 10명

9　1. Jensen, M. C. et al. Magnetic resonance imaging of the lumbar spine in people without back pain. N. Engl. J. Med. 331, 6973 (1994).

중 3명에서 관찰되었다.[10] 퇴행성 변화로 추간판이 수분을 잃게 되면 MRI에서 검은색으로 관찰되는데, 이런 소견을 '블랙디스크'라고 한다. 추간판의 퇴행성 변화 소견인 '블랙디스크'는 100명 중 76명에서 관찰되었으며, 추간판의 바깥쪽인 섬유륜이 찢어진 모습도 76명에서 관찰되었다. MRI에서 추간판이 찢어지거나 돌출, 탈출되는 등의 모습은 나이가 들어감에 따라 증가하였다.

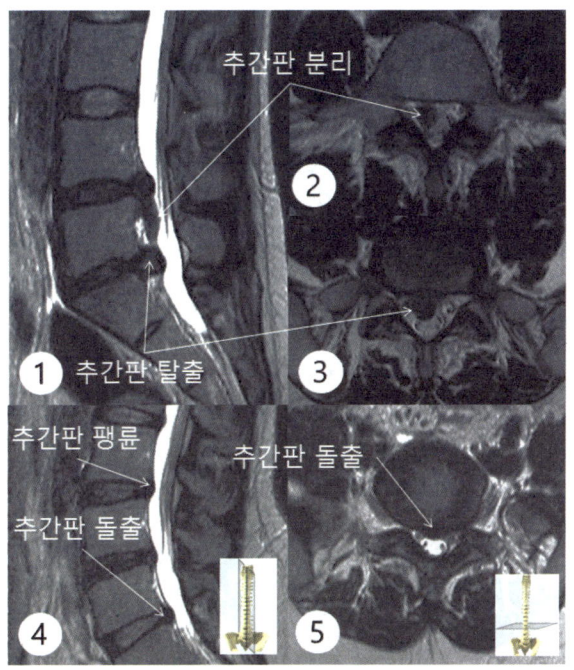

Q. 나이가 들어가면서 아무런 통증이 없어도 정상적인 노화로서 추간판이 튀어나온다. 튀어나온 정도와 형태로 추간판 팽륜, 돌출, 탈출, 분리로 구분된다.

---

10 1. Kim, S. J., Lee, T. H. & Lim, S. M. Prevalence of disc degeneration in asymptomatic korean subjects. Part 1 : lumbar spine. J Korean Neurosurg Soc 53, 3138 (2013).

허리 MRI 또는 CT상의 추간판 탈출은 매우 흔한 정상적인 퇴행성 변화 소견으로 통증, 근마비 등의 증상이 없는 경우에는 의미가 없는 경우가 대부분이다. 아무 증상도 없는데 영상사진만 보고 괜히 허리디스크에 대해 걱정할 필요는 없다.

MRI에서 허리에 추간판 탈출 소견은 있었지만, 아무런 증상도 없었던 사람들을 5년 동안 지켜보았던 한 연구가 있다. 대략 10명 중 6명은 계속 무증상이었다. 3명 정도에서 약한 요통을 경험하였고, 1명 정도에서 심한 요통을 경험하였다고 한다. 지금도 허리통증이 있는 사람은 10명 중 1~2명 정도에 해당한다. 게다가 허리통증의 대부분은 진정한 허리디스크는 아니다. 이 사실을 고려해 보면 증상이 없이 우연히 발견된 허리의 추간판 탈출은 대부분이 큰 문제를 만들지 않음을 짐작할 수 있다.

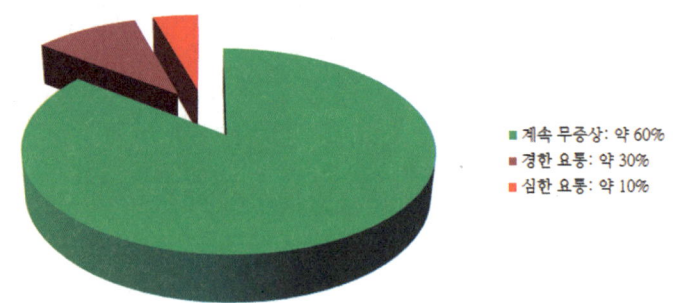

- 보통 사람들 중 어느 한 시점에 요통이 있는 사람: 20%
- 보통 사람들 중 지난 1달 동안 요통이 있었던 사람: 40%

07 튀어나온 디스크는 대부분 저절로 크기가 작아진다

 Q 허리디스크 환자입니다. 탈출한 추간판은 시술이나 수술을 통해서 꼭 제거해주어야 하나요? 가만히 놔두면 어떻게 되는 건가요?

 A 허리디스크로 인한 통증은 대부분 2개월 안에 없어지게 되며, 10명 중 7~8명에서는 튀어나온 디스크가 저절로 흡수되어 작아집니다. 게다가 튀어나온 디스크가 클수록 많이 더 잘 흡수됩니다. 디스크가 아예 떨어져서 분리된 경우에는 거의 100% 흡수되어 사라집니다. 대부분의 추간판 탈출은 일부러 제거해 줄 필요가 없습니다.

얼마 전 이삿짐센터에서 일하는 30대의 젊은 남자가 허리가 아프고 다리 뒤쪽으로 뻗치는 통증이 있다면서 진료실에 찾아왔다. 이 환자는 다른 병원에서 MRI를 시행하여 허리디스크를 진단받았으며, 추간판 탈출에 있어 수술을 권유받았다. 그리고 수술 없이 치료될 수 있다는 이야기를 지인으로부터 전해 듣고 내 진료실에 찾아왔다. 허리디스크 환자들 중에 수술이 필요한 경우도 있지만, 이 환자는 수술이 필요 없는 환자였다.

수술 없이 치료할 수 있다는 것은 특별한 비법이 있다는 이야기가 아니다. 전문 의사의 의학적 지시만 잘 따른다면 대부분의 경우 통증은 잘 조절되며 탈출한 추간판은 저절로 흡수되어 크기가 작아진다. 그러나 이 사실을 아는 일반인은 극히 드물다. 의사들 중에서도 이러한 사실을 모르는 경우가 있다. 이렇다 보니 탈출한 추간판이 눈에 보이고 허리와 다리로 심한 통증이 발생하게 되면 굳이 하지 않아도 되는 시술이나 수술 치료를 무작정 결정하기도 한다.

통계자료를 보면 척추질환으로 한 해 130만 건의 입원치료가 발생하며, 역시 가장 많은 상병은 디스크(추간판 장애)로 27만 명 정도가 입원치료를 받는다. 그리고 약 15만 건의 척추 수술이 이루어졌다. 2006~2013년까지 7년간 척추 전문 병원의 척추 수술 조정률은 18.7%로 10명 중 1~2명에서 과잉수술이 시행되었음을 추측해 볼 수 있는 통계자료가 있다.[11]

허리나 목 디스크로 인한 통증은 올바른 자세를 취하고 허리에 가해지는 과도한 스트레스를 교정하면 아무 치료를 받지 않아도 대부분은 2개월 안에 호전된다. 탈출한 추간판의 경우 10명 중 7~9명에서 저절로 흡수되어 그 크기가 작아진다. 탈출한 추간판이 100% 완전하게 없어지는 것은 아니지만, 2명 중 1명은 탈출한 추간판의 70% 이상 그 크기가 줄어들게 된다.[12]

게다가 재미있는 사실은 디스크가 돌출된 정도가 심할수록 더 잘 흡수되어 크기가 더 많이 줄어들게 된다는 것이다. 추간판의 수

---

11 2014 국민건강보험공단 주요수술통계 자료, 2014 대한통증학회 분석
12 1. Cribb, G. L., Jaffray, D. C. & Cassar-Pullicino, V. N. Observations on the natural history of massive lumbar disc herniation. Bone & Joint Journal 89, 782-784 (2007).1.Takada, E., Takahashi, M. & Shimada, K. Natural history of lumbar disc hernia with radicular leg pain: Spontaneous MRI changes of the herniated mass and correlation with clinical outcome. J Orthop Surg (Hong Kong) 9, 17 (2001).

핵이 아예 떨어져 나온 경우를 디스크 분리라고 한다. 이 경우에 통증도 매우 심하다. 그러나 분리된 디스크는 거의 100% 흡수되어 사라진다.[13] 특별한 상황이 아니라면 자연적으로 흡수되는 디스크를 인위적인 수술로 제거해 줄 필요가 없다.

허리, 목 디스크 환자에서 추간판 탈출의 자연 변화에 대한 기본적인 의학 지식을 습득하고 있다면 디스크가 발병하더라도 치료에 있어 좀 더 나은 결정을 할 수 있을 것이다. 적어도 튀어나온 추간판을 무턱대고 시술이나 수술로 제거하려고 하는 선택은 하지 않을 것이기 때문이다.

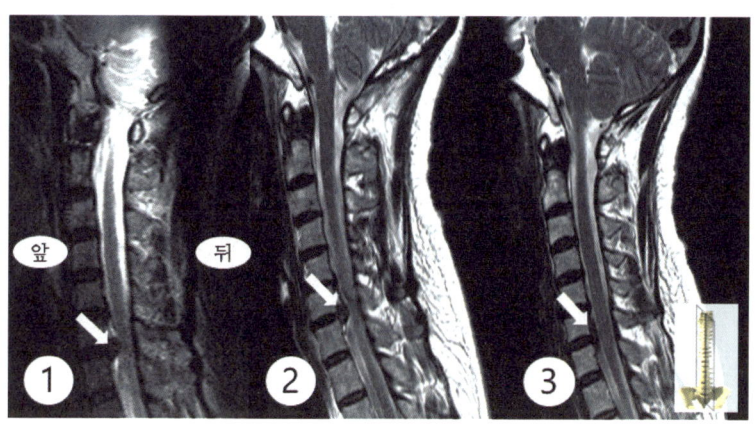

Q 목과 팔의 통증으로 내원한 42세 여자 환자의 목 디스크 MRI 사진. ①: 처음 병원 내원 시, ②: 8개월 후 ③1년 6개월 후, 1년 6개월 후 돌출된 추간판이 흡수된 소견을 보여준다.

---

13 1. Ahn, S.-H. et al. Comparison of clinical outcomes and natural morphologic changes between sequestered and large central extruded disc herniations. Yonsei Med. J. 43, 283290 (2002).

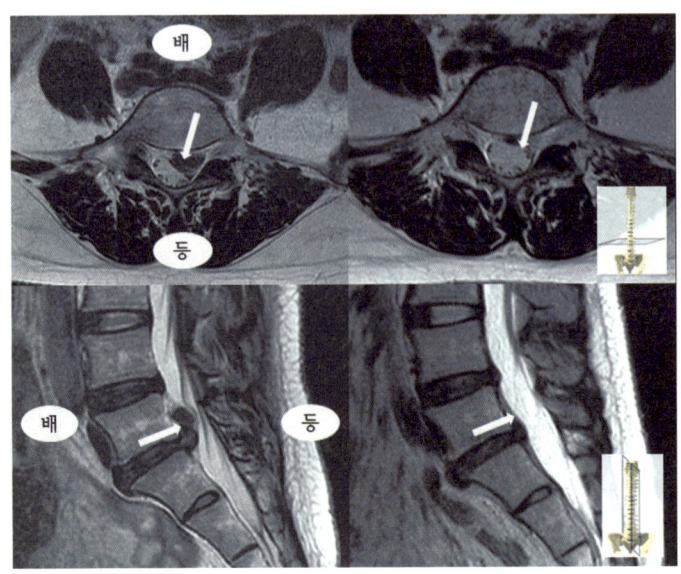

🔍 허리디스크가 발생한 38세 여자 환자에서 1년이 지나면서 저절로 흡수된 추간판 탈출의 모양을 보여준다.

08 급성 허리디스크 초기 치료는 어떻게?

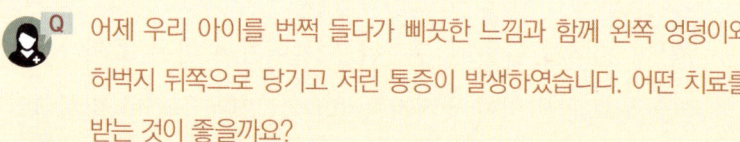

Q 어제 우리 아이를 번쩍 들다가 삐끗한 느낌과 함께 왼쪽 엉덩이와 허벅지 뒤쪽으로 당기고 저린 통증이 발생하였습니다. 어떤 치료를 받는 것이 좋을까요?

A 처음 2~3일 동안은 침상에서 안정을 취하면서 열전기 치료, 견인치료, 약물치료 등을 실시합니다. 이후 증상을 고려하여 재활운동치료를 시작합니다. 통증의 완화와 재발 예방을 위해서 가장 중요한 것은 허리건강의 필수 3요소를 잘 유지하고 관리하는 것입니다.

허리디스크의 치료 중 제일 먼저 해야 할 것은 환자를 괴롭히는 통증을 경감시키는 일이다. 급성으로 통증이 발생했을 경우에는 2~3일 정도는 침상에서 안정을 취하면서 소염진통제, 근이완제 등의 약을 복용한다. 동시에 열전기 치료와 견인치료 등을 시행할 수도 있다. 증상이 매우 심한 경우는 바로 신경차단술(경막외 스테로이드 주입술)을 시행할 수도 있다. 약을 복용하면 온몸에 퍼진 약물 중 일부가 추간판이 손상되거나 탈출한 부위에서 효과를 내는 것이지만, 주사치료는 염증이 발생한 디스크 돌출 부위에 약을 집중

시켜 효과 면에서 훨씬 우수하다.

　침상안정은 특별한 경우를 제외하고 2~3일을 넘지 않아야 한다. 이후 통증을 고려하여 일상생활로 복귀하는 것이 좋다. 침상안정이 길어지면 허리주위 근육이 약해지고 이것은 결국 허리의 건강에 악영향을 주게 된다.

　견인치료는 허리를 아래위의 방향으로 잡아당겨 척추가 늘어나게 하는 힘을 주는 치료이다. 척추가 늘어나게 하는 적절한 힘을 주게 되면 뻣뻣한 허리 주위 근육이 이완되고, 척추 사이 추간판이 들어 있는 공간이 넓어져 돌출된 추간판을 들어가게 하는 효과가 있으며, 신경을 누르는 압력이 낮아지는 효과가 있다. 그러나 항상 효과가 좋은 것은 아니다. 효과가 없거나 견인치료를 받고 오히려 더 불편한 경우도 종종 발생하게 되는데, 이런 경우에는 견인치료를 중단하면 된다. 견인치료는 허리디스크보다는 목 디스크에서 보통 효과가 더 좋다. 허리디스크에 있어서 견인치료의 효과는 확실하게 정립되어 있지는 않다.

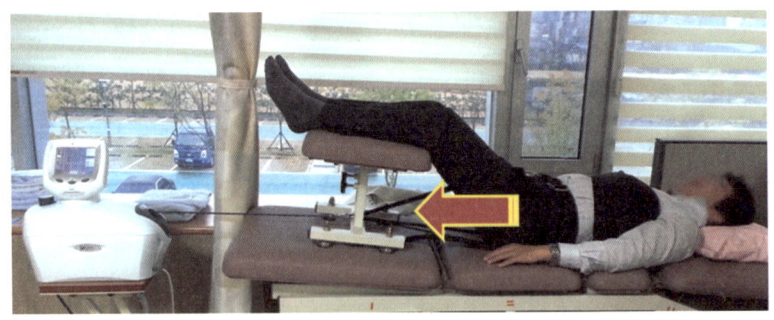

🔍 허리디스크 환자에서 요추 견인치료를 받는 모습

급성으로 심한 통증이 발생한 디스크 초기에는 허리를 움직이면서 하는 재활운동은 시행하지 않는 것이 좋다. 피부에 뾰두라지가 났을 때 그것을 계속 건드리면 염증은 더 심해지고 뾰두라지는 더욱 악화한다. 이와 비슷하게 급성기에 시행하는 적극적인 허리운동은 척추신경 주위에 염증을 조장할 위험이 있다. 통증이나 증상 발생 약 2주를 전후로 하여 적극적인 재활운동을 시작하는 것이 좋다. 그러나 허리를 움직이지 않고 시행할 수 있는 정적인 국소 중심 근육 운동은 급성 요통이 발생하고 2~3일 이후부터 바로 시행해주는 것이 좋다. 침상안정을 취했을 때 사람은 매일 1~3%의 근력이 줄게 되어 3~5주가 되면 50%까지 근력이 감소하게 된다.

치료에 있어서 가장 중요한 것은 허리디스크를 유발한 그 원인을 찾아서 교정해주고 유해요인을 제거해주는 것이다. 안 좋은 자세로 인하여 허리디스크에 스트레스가 많이 왔던 사람은 안 좋은 자세를 반드시 교정해주어야 완전한 치료가 될 수 있다. 무거운 물건을 많이 들었던 사람은 될 수 있으면 무거운 물건 드는 일을 피해야 한다. 본인의 직업상 그것이 불가능하다면 허리에 가장 무리가 가지 않는 최선의 방법으로 무거운 물건을 옮기는 방법을 알아야 배워야 한다. 허리 중심 근육, 그중에서도 특히 국소 중심 근육은 일상생활, 운동, 일할 때 척추를 안정되게 잡아주고, 척추에 가는 충격을 분산해주고, 완화시켜 주는 데 매우 중요한 역할을 담당한다. 국소 중심 근육의 체계적인 운동 또한 매우 중요하다.

09 디스크 통증이 매우 심할 때는 신경차단술

Q 허리디스크로 약물치료와 재활치료를 받는데도 통증이 너무 심합니다. 어떤 치료를 더 받는 것이 좋을까요?

A 약물치료와 재활치료에 만족할 만한 통증의 호전이 없는 경우, 다음 단계로 시행할 유용한 시술은 신경차단술입니다. 일종의 주사치료인 신경차단술로 10명 중 8명이 효과에 만족합니다.

추간판 탈출증이 심한 경우, 특히 수핵이 떨어져 나오게 되는 디스크 분리의 경우에는 매우 강한 염증반응으로 통증도 극심해진다. 환자분들은 한숨도 자지 못했다고 하며, 너무 심한 통증으로 심지어 진료실에서 눈물을 흘리시는 분들도 있다.

심한 통증과 함께 떨어져 나온 추간판을 눈으로 확인하게 되면 많은 환자들은 수술을 생각하게 된다. 그러나 추간판이 떨어져 나온 경우는 거의 100% 다 흡수되어 저절로 사라지게 되며, 염증반응이 심한 만큼 강력한 항염증약(스테로이드)을 신경차단술을 통하여 주사하게 되면 약물에 반응도 좋아 통증은 확연하게 좋아진다는 사실을 꼭 알고 있어야 한다.

수년 전 친구가 어머니의 허리디스크와 수술에 대한 의견을 묻고자 나에게 급하게 전화를 하였다. 어머니가 눈물을 흘리실 정도로 허리와 다리 통증이 심하셨고, MRI에서는 추간판이 떨어져 나와 있는 소견이 있다고 하였다. 그 친구와 어머니는 허리 수술의 결정을 두고 고민하고 있었다. 난 위에 언급된 이야기를 해주었고 친구의 어머니를 모셔다가 신경차단술(경막외 스테로이드 주사 시술)을 시행하였다. 눈물을 흘릴 정도로 극심했던 통증은 주사한 다음 날 대부분 사라졌다. 수개월 후에 디스크 통증이 재발하여 한 차례 신경차단술을 더 시행받긴 하였으나, 현재도 아무 불편감 없이 잘 지내고 계신다.

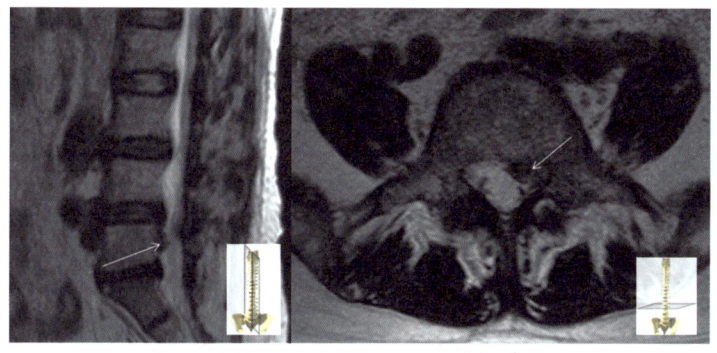

🔍 54세 여성의 떨어져 나온 추간판(디스크 분리)의 모습입니다. 매우 극심한 통증으로 밤에 잠을 이루지 못하였으며, 걷는 것도 어려웠던 환자는 경막외 주사 시술을 받고 통증이 거의 사라졌다. 이 형태의 탈출한 추간판은 1~2년 안에 거의 100% 흡수된다.

약물치료와 재활치료로 만족할 만한 통증의 호전이 없는 허리디스크 환자들에게 있어 다음 단계의 유용한 치료는 신경차단술(경막외 스테로이드 주사 시술)이다. 쉽게 설명해 강한 염증반응으로 통증을 만들고 있는 손상된 추간판 부위 근처에 주사를 맞는 것이다. 추간판의 손상이나 탈출로 인해 염증이 생긴 척추 신경 가까운 곳에 항염증 약물을 주입하는 시술로 주삿바늘이 몸 안으로 6cm 이상 깊이 들어간다. 중요한 신경들을 피해서 주사를 해야 하기 때문에 많은 주의를 요구하며 꽤 난이도가 있는 시술이다.

몸살로 몸이 힘들 때 타이레놀 한 알에 신기하게도 몸살기가 사라지는 경험을 많은 사람들이 해보았을 것이다. 타이레놀은 몸 안에서의 염증반응을 조절해서 그런 효과를 낸다. 염증이라는 것은 우리 몸에 통증을 만들게 된다. 추간판의 탈출로 인해 강한 염증이 발생한 부위에 강력한 항염증 약물인 스테로이드를 투여하는 신경차단술은 디스크 통증을 확연히 경감시킬 수 있다. 신경차단술을 받는 환자들 10명 중 8명 정도에서 통증이 상당히 호전된다.

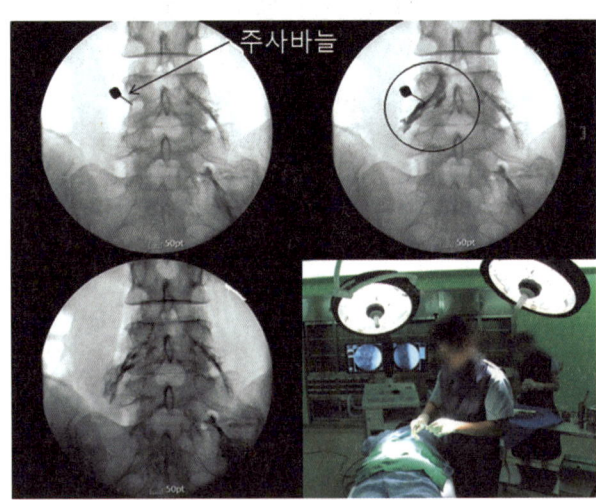

Q 허리디스크 환자에서 선택적 척추 신경근 차단술(경막외 스테로이드 주입술)을 시행하는 모습. 긴 주삿바늘을 이용해서 약물이(검은 원) 척추신경 뿌리 주위 경막외 공간에 잘 주입되고 있다.

10 급성 디스크 시 바로 척추교정치료는 위험

- ✔ 급성 디스크 발병 시 카이로프랙틱, 춘화 요법 등으로 흔하게 불리는 척추교정치료는 매우 위험하다. 전문의의 진료와 정확한 진단 없이 바로 시행했을 경우 자칫 잘못하면 하반신마비와 함께 평생 소변을 스스로 보지 못하는 등의 심각한 후유증이 발생할 수 있음을 명심해야 한다.
- ✔ 급성으로 허리나 목의 디스크가 발병 의심 증상이 있을 경우 반드시 전문의의 진료를 먼저 보는 것이 심각한 후유증을 막을 수 있다.

도수치료는 쉽게 설명해서 손을 이용해서 치료하는 전문적인 술기를 말하는 것이다. 의사나 물리치료사가 직접 1:1로 붙어 고급 술기를 이용하여 치료를 해주니 분명 굉장히 좋은 치료임은 틀림없다. 많은 허리와 목의 통증, 오십견 등의 어깨 통증 등에 유용하게 사용되고 좋은 치료 효과를 낼 수 있다.

도수치료에는 수많은 테크닉이 있다. 이 중 허리질환에 많이 사용되는 '척추교정치료', '카이로프랙틱'이라고 주로 불리는 치료도 있다. 이 도수치료도 분명 제대로 적절히 받게 되면 좋은 치료 효과를 낼 수 있음은 분명하지만, 잘못 시행할 경우에는 하반신마비에 평생 소변을 줄로 뽑아야 하는 아주 심각한 합병증을 만들 수 있으므로 조심해야 한다.

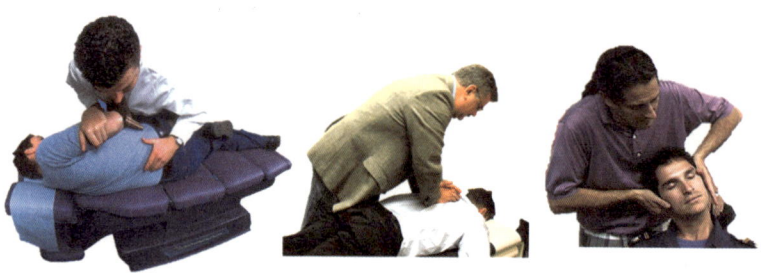

🔍 카이로프랙틱, 척추교정치료라고 불리는 도수치료의 한 술기는 제대로 적절하게 시행하면 큰 효과를 볼 수도 있지만, 적절하지 않은 상황에서 잘못 시행할 경우 매우 심한 합병증을 만들 수 있다.

흔하지는 않지만 드물게 급성으로 디스크가 심하게 발생하였는데, 도수치료를 받다가 하반신마비가 되어서 재활병원에 입원하는 경우가 있다.

카이로프랙틱(척추교정) 치료는 아주 짧은 시간에 빠른 속도, 적은 진폭으로 척추에 힘을 가하게 되어, 순간적으로 추간판에 높은 부하를 주게 된다. 이때 급성으로 약해지고 심하게 돌출된 추간판이 더 돌출되어 척수나 말총의 신경을 강하게 압박하면 하반신마비를 유발할 수 있다.

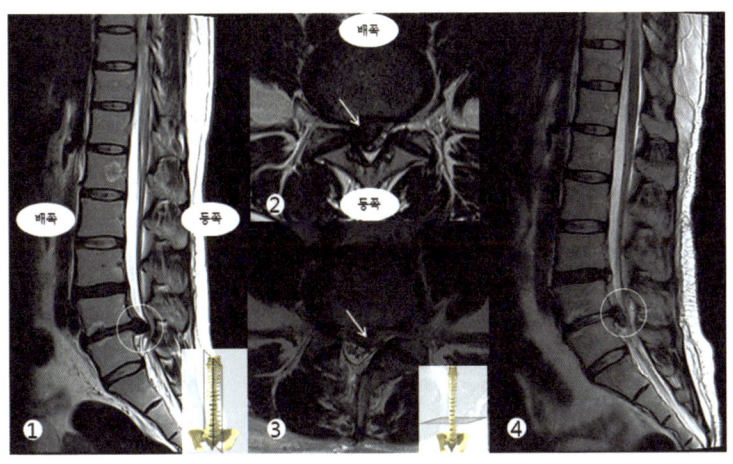

🔍 허리통증과 오른쪽 다리의 통증으로 카이로프랙틱 시술 후 추간판 탈출의 악화로 하반신마비와 신경인성 배뇨, 배변 장애가 발생한 29세 여자 환자의 MRI 영상 모습. ①, ②는 수술 전 카이로프랙틱 시술 후 추간판 탈출(흰 원, 화살표)로 신경이 심하게 눌린 모습을 보여준다. ③, ④는 수술 후의 소견으로 탈출된 소견이 작아진 모습을 보여준다. 수술을 시행하였지만, 불행하게도 이 여자 환자의 하반신마비와 배뇨 장애는 호전되지 않았다.

경추(목 척추)에 카이로프랙틱 시 드물긴 하지만 심각한 합병증으로 뇌졸중, 사지 마비뿐 아니라 사망까지도 갈 수 있다.

다소 의학적인 내용이기는 하지만, 경추(목 척추)의 경우에 있어서 척추 불안정성이 있거나 추골-기저동맥 부전증, 류머티즘 관절염 등이 있는 경우에는 카이로프랙틱 치료를 시행해서는 안 된다. 요추(허리 척추)의 경우에는 척추전방전위증 등으로 척추가 불안정하게 움직이는 경우, 심한 추간판 탈출, 다리로 방사통을 동반한 신경근 압박, 척추 종양이 있는 경우에는 카이로프랙틱 치료를 시행해서는 안 된다.

최근 도수치료라는 것이 사회의 이슈가 되었다. 법정 비급여인 도

수치료가 너무 남용되어 실손보험 재정에 문제가 발생했기 때문이다. 이에 2017년 4월부터는 실손보험의 누수를 막고 과잉치료를 차단하기 위하여 도수치료를 특약으로 받게 하였으며, 그 횟수도 연간 50회, 보장금액을 350만 원으로 제한하였다.

11 디스크 시술에 대한 어느 유명한 명의의 말, '美言不信'

> ✓ 레이저 감압술, 고주파 수핵 감압술, 경막외강 신경 성형술, 풍선 확장술, 수핵성형술 등의 각종 시술은 치료 효과에 대한 확실한 근거가 명확하지 않다. 완전히 검증되지 않은 시술의 무분별한 시행은 효과가 별로 없을 뿐 아니라, 추간판 자체를 망가뜨려 장기적으로는 허리 건강에 오히려 악영향을 줄 수도 있다.

'美言不信'은 "아름다운 말에는 진실이 없다."라는 뜻의 고사성어이다. 우리나라에서 유명한 서울 대형병원의 디스크 수술 명의 한 분이 강의 때 했던 말이다. 레이저 감압술, 고주파 감압술 신경 성형술 등 각종 시술로 수술 없이 디스크가 완치된다는 광고를 비판하면서 했던 말이다.

신경차단술 외에 시행할 수 있는 시술에는 디스크에 굵은 주삿바늘을 삽입하여 열, 고주파, 레이저, 플라스마 등을 이용하여 디스크 내부 물질을 수축, 응고시켜 튀어나온 디스크를 줄어들게 하는 여러 감압 시술을 비롯하여, 꼬리뼈를 통해 유착이 발생한 부위에 특수 카테터를 거치하고 약물을 투여하는 신경 성형술, 풍선으로 좁아진 신경관을 넓혀 주는 풍선 확장술 등이 있으며, 이 외에도 근육 내 자극술, 기능적 근육 자극요법, 증식주사요법 등이 있다.

책의 앞부분에서 설명한 대로 추간판은 허리와 목의 건강을 위해서 핵심적인 역할을 담당한다. 허리, 목이 부드럽게 움직일 수 있게 해 주면서 동시에 충격을 흡수하여 척추를 포함한 인체가 손상되는 것을 막아준다. 따라서 그 역할에 걸맞게 구조와 기능이 잘 유지되어야 하는 것이 매우 중요하다.

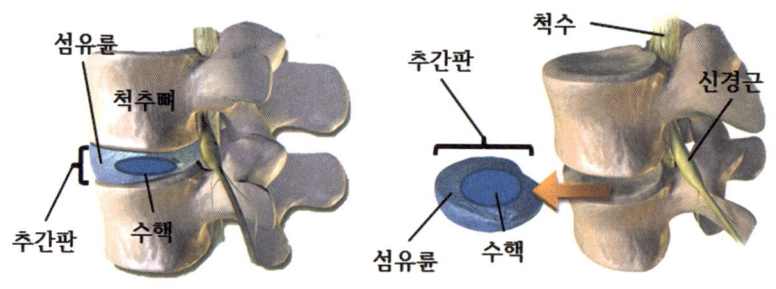

Q 추간판의 모습. 추간판은 척추의 움직임과 충격흡수를 담당하는 구조적 안정성을 가진 인체구조물이다. 기능적으로 자동차의 타이어를 생각하면 이해가 쉽다.

책의 앞부분에서는 추간판이 기능적으로는 자동차 타이어와 비슷하다고 언급했었다. 타이어 내부에 공기가 적절한 압력으로 잘 유지되고 공기 누출이 없어야 그 본래의 기능을 잘 실행할 수 있는 것과 같이 추간판은 내부의 수핵이 적절한 압력으로 누수 없이 잘 유지되어야 그 기능을 다할 수 있는 것이다.

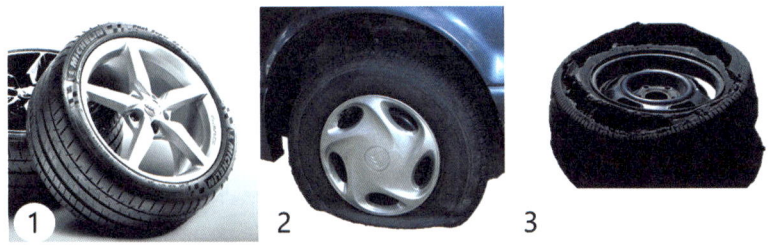

> 추간판의 기능을 타이어에 비교해 보자. ①은 제 기능을 하는 정상적인 타이어로 정상 추간판이라고 가정하자. ②처럼 펑크가 나서 바깥 고무가 찢어져 안의 공기가 센 것은 추간판의 섬유륜이 찢어져 수핵이 바깥으로 센 것과 비슷하다. 당연히 제 기능을 할 수 없다. ③은 펑크를 넘어서 심하게 손상된 상태를 보이는 타이어이다. 섬유륜과 수핵이 심하게 망가진 추간판의 모습에 비유할 수 있다. 제 기능은커녕 이런 바퀴로 다녔을 경우 엔진을 포함하여 차가 전반적으로 망가지게 될 것이다.

경피적 추간판 내 열 치료술과 같은 시술들은 추간판에 굵은 바늘을 넣어 추간판 내부를 물질을 수축 응고시키게 된다. 추간판의 그 구조적 중요성을 생각하면 이미 이 자체로 추간판은 매우 손상될 것이다. 이와 같은 이유로 많은 의사들은 이 시술에 대한 문제점을 지적하고 있다.

2009년에 추간판에 가는 바늘을 꽂아 넣어 조영술을 시행한 추간판과 바늘을 꽂지 않은 추간판을 9년 동안 추적하여 비교한 연구 결과가 발표되었다.[14] 추간판에 바늘을 넣는 시술을 한 155개의 추간판 중 55개에서 새롭게 디스크 탈출이 발생하였으나, 바늘을 넣지 않은 150개의 추간판에서는 22개의 새로운 디스크 탈출이 발생하였다. 가는 주삿바늘을 삽입한 것만으로도 2배 이상의 디스크

---

14 1. Carragee, E. J. et al. 2009 ISSLS prize winner: does discography cause accelerated progression of degeneration changes in the lumbar disc: a ten-year matched cohort study. Spine 34, 23382345 (2009).

탈출이 발생한 것이다. 이뿐 아니라 바늘을 꽂았던 추간판의 35%에서 퇴행성 변화가 진행되었으나, 바늘을 꽂지 않았던 추간판에서는 14%에서만 퇴행성 변화가 진행되었다.

이 실험에서는 22G와 25G 바늘이 사용되었는데 이 바늘은 보통 건강검진 채혈 시에 사용하는 바늘 정도의 굵기로 가는 굵기의 바늘이다. 그러나 경피적 추간판 내 열 치료술과 같은 허리디스크 시술시 흔하게 사용되는 바늘은 이 연구에서 사용된 바늘보다 훨씬 굵다. 이 굵은 바늘로 추간판을 뚫는 자체로도 추간판의 건강에 좋지 않은 영향을 줄 수 있다는 것을 생각해볼 수 있다.

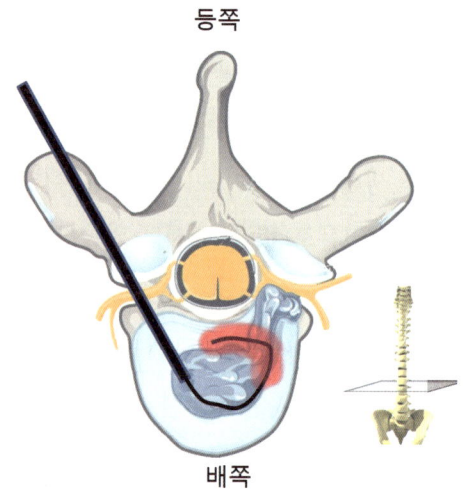

Q 위의 그림은 경피적 추간판 내 열 치료술이라 부르는 디스크 시술 중의 하나이다. 주삿바늘 모양의 관을 디스크에 삽입하고 철사를 넣어 열을 흘려보내 통증 유발 신경을 태우고 디스크 내부의 물질을 수축, 응고시켜 튀어나온 디스크를 들어가게 하는 시술이다. 이 시술은 고주파, 레이저, 플라스마 등의 방법을 이용해서 시행할 수 있다.

이런 시술들이 효과가 있다는 연구도 있고 효과가 없다는 연구 결과도 있지만 결과적으로 보면 효과에 대한 과학적 근거는 미약하다.[15] 즉 이러한 시술을 받는 자체가 의학적으로 큰 문제가 되는 않지만, 충분히 검증되어 모든 의사가 공통으로 인정하는 치료방법을 먼저 사용하여 치료해보는 것이 바람직하다.

질병의 치료에 있어서 수술은 특별한 몇몇 경우를 제외하고는 마지막 단계로 이루어지는 치료이다. 특별한 경우를 제외하고는 허리디스크 치료에 있어서 위에 언급한 비수술적 방법들을 먼저 사용해야 한다는 것에 대해서는 거의 모든 의사들의 의견이 일치되고 있다. 그러나 허리디스크 치료에 있어서 수술적 치료가 꼭 필요한 경우에는 당연히 시행해야 한다. 수술적 방법은 튀어나온 디스크를 제거하는 추간판 절제술이다. 미세현미경을 이용하여 척추뼈의 뒷부분을 일부 잘라내어 디스크가 주는 압력을 줄여주면서 튀어나온 디스크를 제거해 주는 수술로서, 현재 우리나라에서 디스크 수술로 흔하게 시행되는 수술이다. 이 외에 내시경을 통해서 추간판을 제거하는 수술도 있다. 내시경으로 추간판을 제거하는 수술의 경우는 수술 부위가 작기는 하지만, 내시경을 사용하여 작은 공간에서 추간판을 제거하다 보니 불완전하게 수술이 될 경우가 있다는 것이 단점이다.

우리나라 척추 수술의 명의로 유명한 내가 개인적으로 존경하는 대학병원 교수님은 "허리디스크 시 가장 확실한 수술적 치료는 미세현미경 추간판 절제술로서 국내외의 표준 수술치료법이다."라고 하였다.

---

15 1. Freeman, B. J. C. IDET: a critical appraisal of the evidence. European Spine Journal 15, 448457 (2006).

12 이럴 때는 디스크 수술을 해야 한다

✔ 반드시 디스크 수술을 시행해야 할 경우
① 말총 증후군이 발생한 경우
 (실변, 요실금, 요저류 등의 대소변 기능장애가 다리의 마비, 통증, 감각 장애와 함께 동반된 경우)
② 다리의 근육 마비가 점점 진행되어 악화할 때
③ 3~6개월간 약, 시술 등의 여러 보존적 치료를 받아도 통증이 극심한 경우

최근 10년간 우리나라에서 이뤄지는 척추 수술 건수가 급격하게 많이 늘었다. 물론, 우리나라의 노령화가 진행되고 더 안전하고 효과 좋은 수술 기법의 증가로 늘게 된 것도 있지만, 이것만 가지고는 가파른 척추 수술 건수의 증가를 설명하기는 어렵다. 국민보험 공단의 통계를 보면 2006년부터 2012년까지 척추 수술 건수는 총 86% 증가하여 매년 12%씩 증가하였다. 또한, 최근 수년간 척추 수술의 13% 정도는 수술이 적절하지 않았다고 판단되어 보험급여 지급이 조정되었다. 허리에 특별한 무리를 주어 디스크의 발병을 증

가시킬 전 국민적인 사건이 없었기에 2006년부터 2012년까지 수술 건수가 86%나 증가했다는 것이 허리디스크의 발병이 86%나 늘었다는 것을 의미할 가능성은 희박하다. 또한, 우리나라의 척추 수술은 미국보다는 1.5배, 일본보다는 3배 정도 많이 시행되고 있다. 현재 우리나라에서 일어나고 있는 척추 수술이 과하게 시행된다는 의견들이 여기저기에서 나오는 이유의 근거이다.

과잉된 수술 치료는 피해야 하겠지만, 꼭 수술을 해야 할 세 가지 경우가 있다.[16] 첫 번째는 말총 증후군이 발생한 경우이다. 심하게 탈출한 추간판(디스크)이 척추의 신경근 다발을 너무 세게 누르는 경우 실변, 요실금, 요저류가 등의 대소변 기능장애가 발생하게 되고, 항문주위 엉덩이와 다리 뒤쪽으로 심한 통증이 발생하면서 항문과 생식기 부위의 감각 이상, 양쪽 다리에 마비 증상이 발생할 수 있다. 이런 경우는 응급상황으로서 증상 발생 48시간 이내에 감압술과 추간판 절제술이 시행되어야 한다. 이 시간 이내에 수술을 시행하게 되면 신경이 다시 재생되어 제 기능을 찾을 확률이 높아지지만, 이 시간을 넘기게 되면 신경이 다시 재생될 확률이 많이 떨어져 상당한 장애를 남길 가능성이 높다.

두 번째 경우는 다리의 근육 마비 증상이 점차로 진행하면서 악화하는 경우이다. 중력을 이겨서 움직이지 못할 정도로 마비가 점점 심해지는 경우에는 수술적 치료를 시행해야 한다. 또한, 근육의 마비가 4~6주의 비수술적 치료에도 불구하고 지속되는 경우에는 수술적 치료를 시행해야 한다. 발목을 들어 올리는 힘과 엄지발가락을 위로 들어 올리는 힘이 약해지는 경우가 제일 흔하다.

16　1. Deyo, R. A. & Weinstein, J. N. Low back pain. N Engl J Med 344, (2001).

세 번째 경우는 3~4개월 동안 경막외 신경차단술 등의 여러 비수술적 치료를 열심히 시행해 보아도 통증이 극심하여 참을 수 없는 경우이다. 통증이 너무 심하면 남아있는 마지막 방법인 수술적 방법을 시행할 수밖에 없다.

언급된 위의 세 가지는 꼭 수술을 시행해야 할 경우이며, 위의 경우가 아니라도 수술을 적극적으로 고려해야 하는 경우도 물론 여러 경우가 있다. 그러나 다분히 의학적인 어렵고 깊은 내용이라 글로 다 언급하기는 쉽지 않다. 수술이 꼭 필요한 위의 세 가지 경우가 아니라면 일단 비수술적 치료들을 시행해 보는 것이 바람직하다.

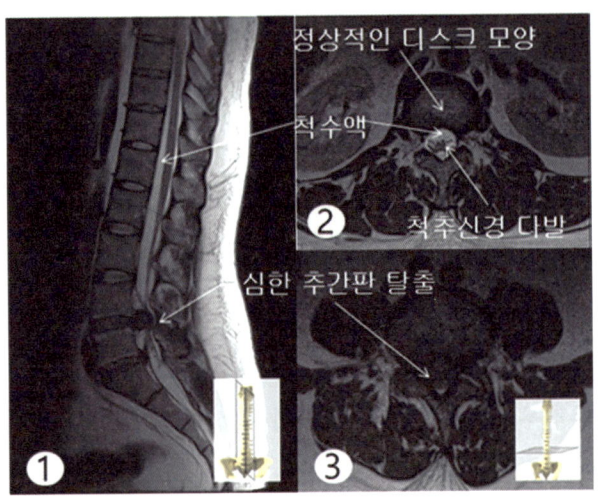

🔍 34세 남자 환자의 말총 증후군 MRI 사진, 실뇨와 양 발목의 마비, 양다리의 심한 통증을 호소하였으며 응급수술을 받았다. ①, ③사진에서는 심하게 탈출하여 척수신경 다발(말총)을 압박하고 있는 추간판을 볼 수 있다. ②사진은 정상적인 추간판의 모양으로 흰색의 척수액과 안에 있는 척수신경 다발이 잘 관찰된다. ③사진에서는 심한 추간판 탈출로 척수액이 잘 관찰되지 않는다.

13. 최후수단인 수술 치료는 신중하게 결정하자

✔ 합병증이나 부작용이 전혀 없는 수술과 시술은 존재하지 않는다. 앞서 언급하였던 수술이 꼭 필요한 3가지 경우에는 반드시 수술을 시행해야 하지만, 그 외의 경우라면 수술적 치료의 합병증과 부작용을 고려하여 신중하게 수술 여부를 결정해야 한다.

허리, 엉덩이, 다리로 통증이 심한 환자들이 가장 많이 고민하는 것 중의 하나는 수술을 해야 하는지에 대한 결정이다. 주위에 수술을 받은 지인들이 합병증으로 고생하거나 수술 후에도 큰 호전을 보지 못한 경우를 심심치 않게 보았기 때문이다. 내 진료실에도 다른 병원에서 수술을 권유받았지만, 수술을 피하고 싶어 다시 한번 치료방법에 대한 의견을 듣고자 하는 환자분들이 꽤 흔하게 찾아온다.

환자들에게 우선 시급한 것은 몸을 고통스럽게 하는 통증의 완화이다. 통증을 치료하는 방법은 침상안정부터 해서 재활치료, 약물, 주사, 수술까지 다양하다. 이미 언급한 것처럼 자세교정과 유발요인을 제거를 통한 침상안정만으로도 대부분 통증은 저절로 호전될 수 있다. 또한, 재활치료, 약물, 허리 주사치료 등으로 점점 강도를 높여 치료하게 되면 대부분의 통증은 치료될 수 있다. 그리고 책의 앞부분에서 설명한 척추 건강을 위한 핵심 3가지 요소들을 잘 관리하고 운동하게 되면 척추 건강을 다시 최대한으로 회복시킬수 있게 된다. 돌출된 추간판(디스크) 또한 10명 중 7~9명에서는 저절로 그 크기가 줄어들게 된다. 수술을 제외한 보존적 치료(비수술적 치료)만으로도 대부분은 허리디스크를 치료하고 관리할 수 있다.

디스크나 협착증 등으로 수술적 치료를 받게 되었을 때는 환자의 상태에 따른 수술 의사의 판단에 따라 추간판 절제술, 판간절제술, 척추고정술, 척추 유합술 등의 수술을 시행하게 된다.

수술적 치료가 두려운 이유는 일단 침습적으로 내 몸에 수술칼이 들어온다는 부담감과 발생할 수 있는 수술의 합병증 그리고 무엇보다도 많은 고통과 비용을 감내하고도 치료가 안 될 가능성 때문일 것이다. 실제로 합병증과 재 수술률은 꽤 높은 편이다. 8만 명 정도의 수술 환자를 분석한 외국의 한 연구 결과에 의하면 크든 작든 척추 수술 후 합병증이 발생하는 경우가 경추는 8.9%, 흉요추는 17.8%에 달한다고 한다.[17] 디스크 수술을 하고 난 후 급성기 합병증으로 신경의 손상에 의해 근위약이나 감각저하가 생긴 경우는 100명 중 1명, 뇌척수액이 누수된 경우는 100명 중 7명, 수술 부위 감염이 발생한 경우는 100명 중 0~2명이 있었다고 보고하고 있다. 대충 10명 중 1명에서 수술 후 급성기 합병증이 발생하게 된다. 또한, 후기 합병증으로 수술 후 척추분절이 불안정하거나 수술 이

---

17 1. Nasser, R. et al. Complications in spine surgery: A review. Journal of Neurosurgery: Spine 13, 144157 (2010).

후에도 통증이 심하게 있는 수술실패 증후군이 발생한 경우는 여러 연구에서 100명 중 5~40명 정도로 보고되고 있다.

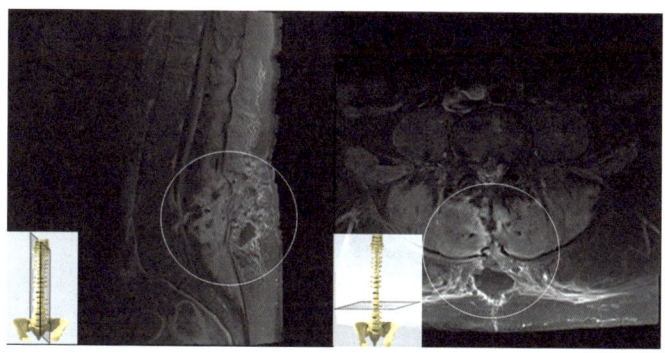

Q 37세 남자 환자로 허리디스크 수술 후 박테리아균 감염이 된 MRI 영상(흰 원), 감염의 후유증으로 환자는 다리에 마비가 발생하였다.

허리 수술을 시행한 1,842명을 대상으로 시행한 일본의 한 연구에서는 수술을 받은 사람의 약 60%에서 통증 등의 증상이 남아 있긴 했지만, 수술에는 만족한다고 답하였으며, 약 20% 정도에서 통증 등의 증상이 심하게 남아 있어 수술 치료에도 만족하지 못하는 것으로 보고 하였다. 즉 20% 정도에서 수술실패 증후군이 발병한 것이다.[18] 이 수술실패 증후군을 일으키는 큰 원인 중의 하나는 척추후궁절제술을 시행한 후 척추고정술을 시행한 후에 발생하는 연접부위 척추 불안정 증후군이다. 예를 들어, 쉽게 설명하면 요

---

18 1. Inoue, S. et al. Prevalence, characteristics, and burden of failed back surgery syndrome: the influence of various residual symptoms on patient satisfaction and quality of life as assessed by a nationwide Internet survey in Japan. J Pain Res 10, 811823 (2017).

추 4~5번이 수술로 고정되었을 때 요추 4~5번의 움직임이 없어지면서 그 바로 위 연접부위인 요추 3~4번, 바로 아래 연접부위인 요추 5번~천추 1번에 움직임이 정상보다 커지면서 추간판이 손상되고 탈출하는 병적 변화가 일어나게 되는 것이다.

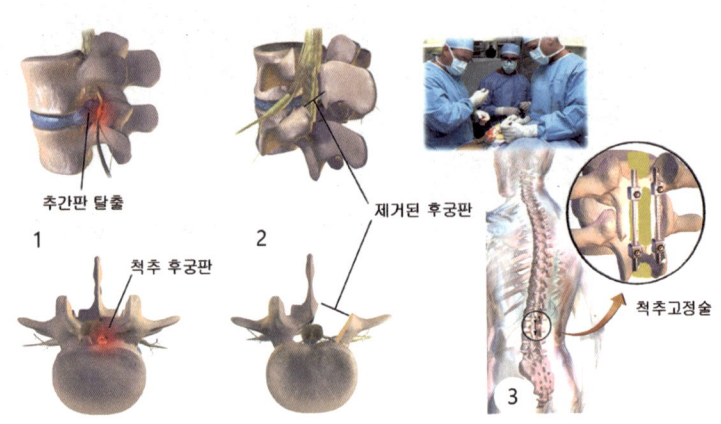

🔍 척추후궁절제술과 척추고정술의 사진. ①에서처럼 탈출한 추간판에 신경이 압박되는 경우 ②에서처럼 압박을 풀어주기 위해서 후궁 절제술을 시행하고 불안정한 척추를 고정하기 위해 ③처럼 척추고정술을 시행하게 된다.

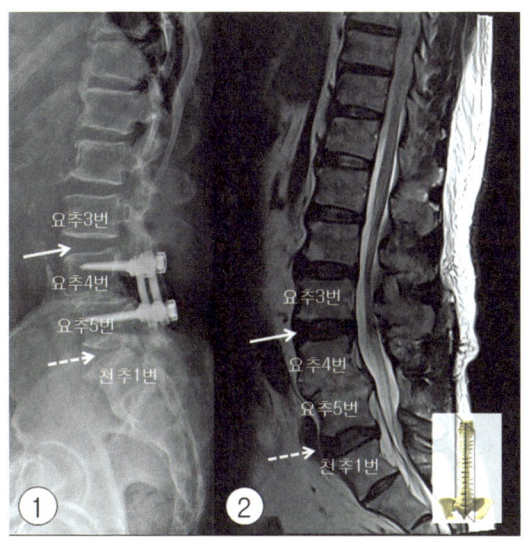

🔍 8년 전 허리디스크로 추간판 제거술, 척추유합술을 시행한 62세 남자 환자분의 엑스레이(①), MRI(②) 사진이다. 지속하는 허리통증과 양측 다리의 통증이 있었던 분이었다. 요추 4~5번을 유합하게 되면 요추 3~4(흰 화살표), 요추 5~천추 1번 사이에서 (점선 화살표) 더 많은 움직임이 일어나 추간판이 손상되기 쉽다.

    2013년에 우리나라에서 디스크로 척추 수술을 받은 약 18,000명의 환자를 대상으로 5년 안에 재수술을 받는 환자 비율을 조사하여 발표하였다.[19] 척추 수술을 받은 환자 100명 중의 4명은 한 달 이내에 재수술을 시행받았으며, 5년 이내에는 100명 중 총 13명 정도가 재수술을 시행받았다. 이 결과에서 간과하지 말아야 할 사실은 재수술을 받지 않은 사람들이 통증이 완전히 나았다는 것을 의미하는 것은 아니라는 사실이다. 수술 후 허리통증에 큰 호전이 없었지만, 수술 치료에 대한 부정적인 생각으로 재수술을 포기한 사람들도 꽤 많았을 것이다.

---

19 1. Kim, C. H. et al. Reoperation Rate After Surgery for Lumbar Herniated Intervertebral Disc Disease: Nationwide Cohort Study. Spine 38, 581590 (2013).

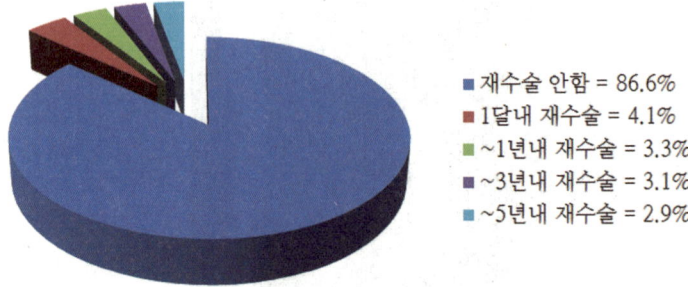

디스크 척추수술 후 5년 이내 재수술을 시행한 환자의 비율

  수술 치료와 비수술적 치료의 장기효과를 비교한 수많은 연구가 있으며, 결과는 큰 차이가 나지 않는다. 원인을 교정한 휴식만으로도 저절로 호전될 수 있는 허리디스크의 수술적 치료에 있어서 신중하게 고민하고 결정을 해야 한다. 확신이 서지 않는 경우에는 공신력이 있는 다른 의료기관 전문의에게 다시 한번 의견을 들어보는 것도 좋은 방법의 하나다. 결국, 수술을 하게 되더라도 보존적 치료를 충분히 해보고 하여도 늦지 않다. 수술을 빨리 하든, 늦게 하든 1년 후 그 수술 결과에는 큰 차이가 없다는 연구 보고도 있다.[20]

---

20 1. Peul, W. C. et al. Surgery versus prolonged conservative treatment for sciatica. New England Journal of Medicine 356, 22452256 (2007).

14. 스테로이드 약물은 잘 쓰면 명약 못 쓰면 독약

✔ 스테로이드는 먹는 약이나 주사치료에 많이 사용된다. 강력한 항염증 작용으로 잘 쓰면 매우 좋은 약이지만, 너무 과하게 사용하다 보면, 비만, 불임, 당뇨병, 골다공증, 고혈압, 녹내장, 백내장, 우울증, 위염, 위궤양, 부종, 심장질환, 근육 마비, 대퇴골의 무균성 괴사, 안면홍조, 피부 건조감, 지방위축, 지방간, 피부 탈색 등의 부작용들이 발생하게 된다.

스테로이드는 강력하게 염증을 억제하기 때문에 염증성 반응으로 통증을 만들어 내는 관절염, 허리디스크, 오십견, 힘줄 손상, 인대 손상 등의 근골격계 질환과 천식, 루푸스 등의 자가면역질환, 염증성 질환, 피부질환 등에 먹는 약이나 주사 형태로 자주 사용된다.

예전, 일부 무자격자들과 일부 의료인들의 무분별한 사용으로 인한 합병증이 사회적 쟁점이 되면서, 어르신들은 '뼈주사'라는 용어를 사용하곤 한다. 병원에서 흔하게 사용하고 있다는 것은 다시 말하면 효과가 매우 좋다는 것을 의미한다. 그렇다. 스테로이드 약물은 잘 사용하면 굉장히 훌륭한 명약이다. 그러나 효과가 좋다고 해서 무분별하게 과도하게 사용하게 되면 독약이 되어 사람의 몸을 망가뜨린다.

스테로이드 약물에 대해서 일반 사람들의 오해가 많기 때문에 스테로이드에 대해서 제대로 알고 있어야 한다. 스테로이드는 우리 몸에서 분비되는 물질로서, 인공적으로 합성하여 약과 주사치료 등에 많이 쓰이고 있다. 스테로이드는 강력한 항염증 작용을 하며, 면역억제 작용, 혈관수축 작용, 증식을 억제하는 작용, 단백질을 분해하는 작용을 한다.

염증은 몸에 통증을 유발한다. 몽둥이에 세게 맞은 팔뚝은 붓고 열감이 발생하며, 동시에 통증이 발생하게 되는데, 이것이 바로 염증반응에 의한 것이다. 스테로이드는 분명 인간이 만들어낸 매우 훌륭한 명약이다. 그러나 세상의 모든 이치가 그렇듯 과유불급이라고 지나치면 몸에 악영향을 초래하여 심각한 부작용을 초래하게 된다.

스테로이드의 부작용에는 비만, 불임, 당뇨병, 골다공증, 고혈압, 녹내장, 백내장, 우울증, 위염, 위궤양, 부종, 심장질환, 근육 마비, 대퇴골의 무균성 괴사, 안면홍조, 피부 건조감, 지방 위축, 지방간, 피부 탈색 등이 있다. 다양하며 심각한 부작용들이 발생할 수 있지만, 무분별하게 사용했을 때에 발병하는 것이므로 스테로이드 자체의 사용을 무조건 배척해서는 안 된다.

일부의 환자들은 '뼈주사'라고 불리는 스테로이드에 대한 편견이 너무 심하여 스테로이드 주사를 무조건 거부하곤 한다. 화재가 발생했을 때 초기에 진압하지 않으면 불은 걷잡을 수 없게 커진다. 염증은 어찌 보면 불난 것과 비슷하다. 우리 몸의 과한 염증은 몸의 조직을 파괴한다. 적절하게 스테로이드를 사용하여 염증을 억제해

주어야 할 때가 있다.

스테로이드 주사를 맞는 횟수에 대해서 많은 환자가 궁금해한다. 퇴행성 관절염이나 허리 디스크 시술시 일반적으로 스테로이드 주사는 일 년에 3~4회 정도까지는 괜찮으며, 주사 사이에는 적어도 2~4개월의 간격을 두는 것이 좋다.

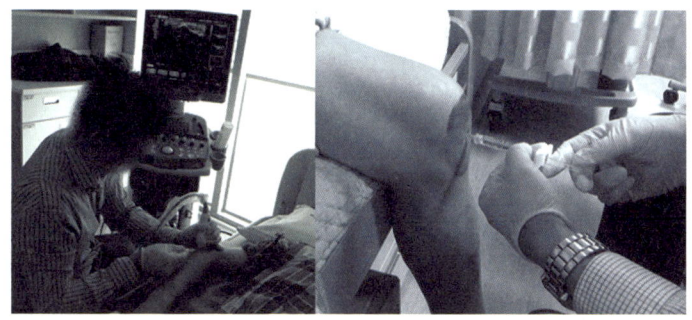

Q 테니스 엘보우가 발병한 팔꿈치, 퇴행성 관절염이 발생한 관절에 스테로이드 주사치료를 하고 있는 모습. 스테로이드 약물은 근골격계 질환에 흔하게 사용되는 약물이다. 잘 쓰면 명약이지만, 잘못 사용하면 독약이 된다.

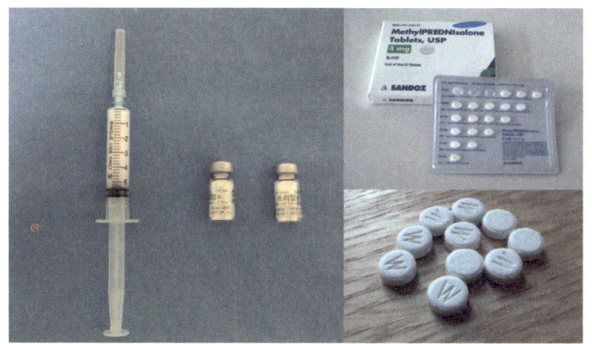

Q 스테로이드 주사 약물과 먹는 약, 관절강 내 주사에 많이 사용하는 스테로이드 약물의 성분명은 트라이암시놀론으로 보통 희색을 띠고 있다. 희색의 액체주사를 관절에 맞았다면 스테로이드 주사치료를 받았을 확률이 높다.

15 외상으로 인해 순간적으로 디스크가 발생할 수 있나요?

- ✔ 허리/목 디스크는 일상생활, 근로현장, 그리고 넘어짐, 낙상 등의 외상으로 인하여 순간적으로 발생할 수 있다. 한순간에 발생하는 경우가 상당히 흔하기 때문에 일상생활 속에서 올바른 자세와 생활습관을 잘 유지해야 한다. 한순간의 방심이 허리디스크를 만들 수 있음을 명심하자.

허리디스크 환자 중 많은 사람들이 일상생활 동안 또는 일하는 동안 순간적으로 '뚝', '빽' 하는 느낌을 받고 허리와 다리 통증이 시작되었다고 말한다. 디스크가 망가진 시점을 명확히 기억한다. 물론 정확한 시점을 기억하지 못하고 오랫동안 허리가 아프다가 다리로 통증이 내려왔다는 식의 이야기를 하는 사람들도 많다.

일상생활 중에서도 순간적으로 디스크가 발생할 수 있는데, 낙상 등의 더 큰 외상에 의해서 순간적으로 허리디스크가 발생할 수 있는 것은 당연하다.

허리디스크 몇 %가 순간적인 외상으로 발생하는지의 통계는 없지만, 꽤 흔함은 분명하다. 순간적인 추간판 손상으로 허리와 다리에 통증이 발생하고 심한 경우 다리 마비가 발생하게 되고, 더 심한 경우에는 말총 증후군이라고 하여 대소변 장애와 하지의 마비가 발생하기도 하며, 양다리의 마비, 즉 하반신마비가 발생하는 경우도 있다.

평상시 허리에 묵직한 통증이 있거나 자주 허리에 불편감이나 통증을 느꼈던 사람이라면 추간판이 많이 취약해져 있을 확률이 높고, 그만큼 허리디스크가 발생할 위험성이 크다. 어느 날 잘 자고 일어나서 세수하다가도 추간판이 터져 심한 허리디스크 질환에 걸릴 수도 있다.

허리에 문제가 있을 경우 일시적인 근육통이라고 생각하지 말고, 경각심을 가지고 이미 설명했던 허리건강을 위한 필수 3요소를 잘 알고 잘 유지해야 한다. 한순간 방심하여 허리디스크가 발생하는 경우는 매우 흔하다. 이전에 허리디스크가 발병하여 치료를 잘 받아서 증상이 많이 호전되었더라도 순간의 방심으로 무거운 물건을 들거나 잘못된 자세로 꽤 장시간 TV를 보거나 운전을 한 후에 다시 디스크가 재발한 경우도 꽤 흔하다.

허리나 목 디스크는 교통사고나 낙상, 넘어짐 등 각종 외상사고에 의해서도 물론 발생할 수 있다. 그러나 디스크 질환의 위험인자 중 하나가 퇴행성 변화이기에 보험심사나 여러 보상 문제에서 외상성 허리디스크로서 인정받는 것이 까다로울 때가 많다.

16 장시간 휴식과 보조기 착용이 척추 건강을 망가뜨린다

- 심한 요통이 발생했을 경우, 2~3일 정도만 침상안정을 취하는 것이 바람직하다. 오랜 침상안정은 오히려 중심 근육을 망가뜨린다.
- 3일 이상 허리보조기(복대)를 착용하면 허리 중심 근육이 약해지게 된다.

허리통증이 발생하면 누구나 허리에 무리가 가는 일이나 운동은 피하게 된다. 또한, 의사도 특정 기간은 쉴 것을 권유한다. 그렇지만 얼마나 쉬어야 하는 것일까? 진료실에서도 이에 관해 묻는 환자분들이 많다. 침대에서 가만히 쉴 경우 평균적으로 하루에 1% 정도 근육량이 감소하게 되며, 심폐기능은 1.5% 정도 감소하게 된다. 허리건강을 위해 중요한 필수 3요소 중 하나가 튼튼한 중심 근육이다. 침상안정이 계속되면 이 중심 근육의 근력은 저하되고, 척추를 안정되게 잡아주는 기능을 잃어가게 된다. 허리통증을 치유하기 위해 취하는 침상안정이 오히려 허리건강을 망가뜨리는 결과를 낳는 것이다. 급성으로 요통이 발생했을 경우 염증반응이 있는 허리 부위를 자극하지 않는 것이 바람직하므로 2~3일의 침상안정을 취한다. 그러나 그 이상의 침상안정은 바람직하지 않다. 허리에 부담이 갈 만한 활동을 조심하면서 일상생활을 하는 것이 좋다. 또한, 국소 중심 근육의 운동은 척추를 움직이지 않고 시행할 수 있는 좋은 운동으로 침상 안정하는 동안 통증이 심해지지 않는 범위에서 바로 시행하면 좋다.

허리통증이 있는 사람 중에는 허리 보조기를 의복처럼 수주에서 수개월씩 착용하는 경우를 종종 보게 되는데, 이런 분들은 허리 보조기 사용에 대한 지식을 갖고 있지 못하여 진료실에서 이에 관해서 자주 물어보곤 한다. 허리 보조기는 통증을 경감시키고 척추관절을 보호하며, 바른 자세를 유지하기 위하여 착용하게 된다. 보통 허리에 걸리는 스트레스를 30% 정도 줄여주게 되지만, 장시간 착용은 허리 근육을 오히려 약화시켜 허리에 안 좋은 영향을 주게 된다.

허리 수술을 하지 않은 경우 보통은 급성기 1~3일 정도만 착용하는 것이 좋다. 그러나 증상에 따라 길게는 1~2주까지도 착용할 수 있으며, 주치의와 상의 후 결정하면 된다.

허리통증으로 수술을 시행한 경우에는 보통 수술을 시행한 주치의와 상의 후 결정해야 한다. 보통 단순 디스크 절제술이면 4주 정도 착용을 하며, 척추 유합술을 시행했을 경우 2~3개월을 착용하게 된다. 밤에 수면을 취할 경우나 가만히 누워 있는 경우, 샤워 시에는 착용하지 않아도 되며, 식사 시에는 보조기를 느슨하게 착용해도 된다.

17   기대수명 증가, 척추암을 의심해야 할 증상들

> ✓ 우리나라 국민 35명당 1명은 암에 걸려있으며, 기대수명까지 생존할 경우 대략 3명 중 1명은 암에 걸린다. 허리통증의 원인이 암인 경우는 드물지만, 암의 유병률이 높아지는 만큼 주의는 필요하다.
> ✓ 50세 이상의 나이, 예전에 암에 걸렸던 병력, 1달 이상의 치료에도 침상 휴식을 충분히 하는 데도 통증이 지속, 설명될 수 없는 체중감소가 있는 경우 척추암의 가능성을 의심하여 정밀검사들을 시행해 보아야 한다.

눈부신 의학의 발전과 충분한 영양공급, 위생상태의 개선은 지속적으로 기대수명을 늘렸고, 기대수명의 증가는 암의 발생을 증가시켰다. 우리나라 국민들이 기대수명(남자 79세, 여자 85세)까지 생존할 경우, 암에 걸릴 확률은 남자는 5명 중 2명, 여자는 3명 중 1명이다. 2014년 통계로, 우리나라 국민(50,763,169명) 35명당 1명이 암에 걸려 있었으며, 이것은 전체인구 대비 2.9%(남자 2.5%, 여자 3.2%)에 해당한다.[21]

---

21 Cancer Facts & Figures 2017, 보건복지부 장관·국립암센터 원장, www.cancer.go.kr

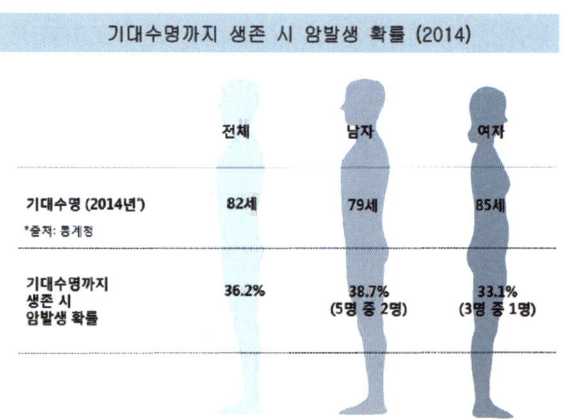

출처) 보건복지부 중앙암등록본부 2016

　지속적인 척추의 통증으로 병원을 찾는 사람들 중 척추에 암이 있는 경우가 지속해서 증가하고 있다. 척추에 발생한 암은 척추에서 처음 발생하는 원발성 암보다는 폐암, 유방암, 간암, 전립선암, 대장암 등에서 전이가 되어서 발생한 전이성 암이 더 많다. 다른 장기의 척추 전이로 인한 척추 통증으로 인하여 암을 처음으로 진단받는 경우도 가끔씩 발생하게 된다.

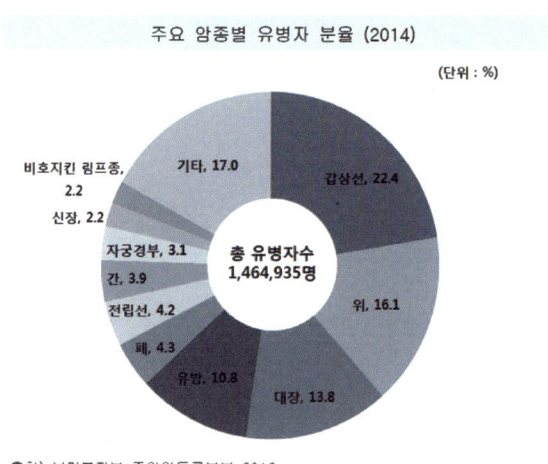

출처) 보건복지부 중앙암등록본부 2016

요통의 원인 중 암에 의한 경우는 약 0.7% 정도이다.[22] 이 수치는 2001년 NEJM 논문지에 발표된 것이라 기대수명이 증가한 지금은 분명히 더 증가했을 것이다. 요통이 있는 사람 중에 50세 이상의 나이, 예전에 암에 걸렸던 병력, 1달 이상의 치료에도 침상 휴식을 충분히 하는 데도 통증이 지속되는 경우, 영양섭취를 잘했음에도 불구하고 설명될 수 없는 체중감소가 있는 경우는 확률이 아주 낮긴 하지만 한 번쯤 척추암의 가능성을 의심하여 정밀검사들을 시행해 보아야 한다.[23]

---

22 1. Deyo, R. A. & Weinstein, J. N. Low back pain, N Engl J Med 344, (2001).
23 1. Henschke, N. et al. in Cochrane Database of Systematic Reviews (ed. The Cochrane Collaboration) (John Wiley & Sons, Ltd, 2013).

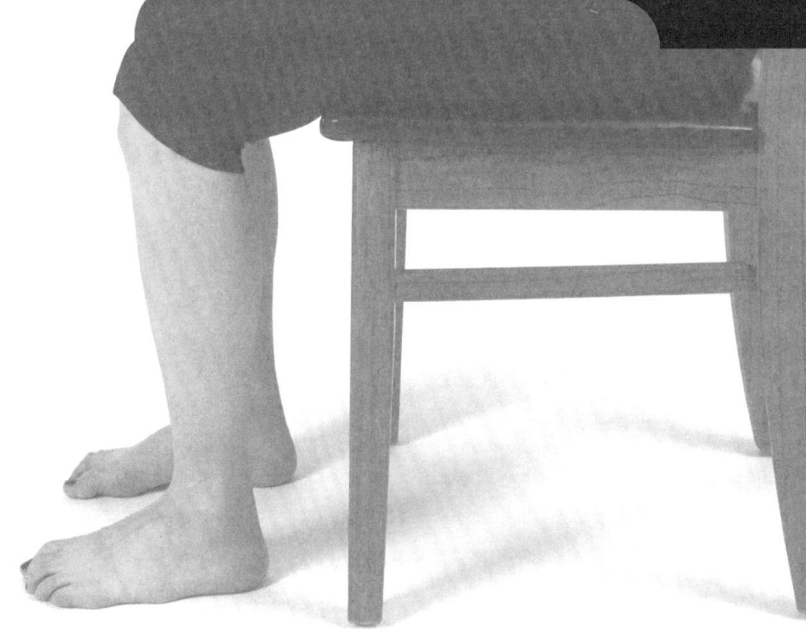

건강한 척추를 위한
바른 자세

01 서서 일할 때의 자세

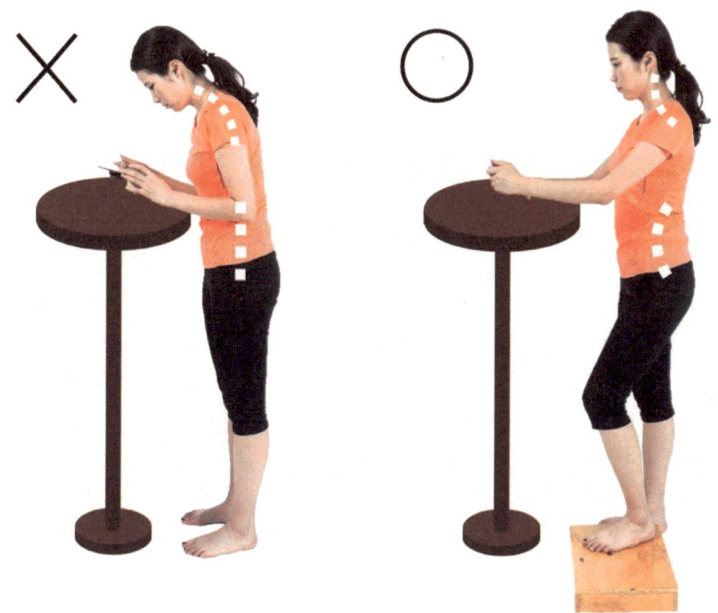

뒷굽이 낮은 신발을 신는 것이 좋으며, 낮은 높이의 받침대를 놓고 발을 교대로 올려 가면서 작업하는 것이 좋다. 20~30분에 한 번씩은 허리를 움직여 주는 스트레칭을 시행한다.

02 앉아 있을 때의 자세

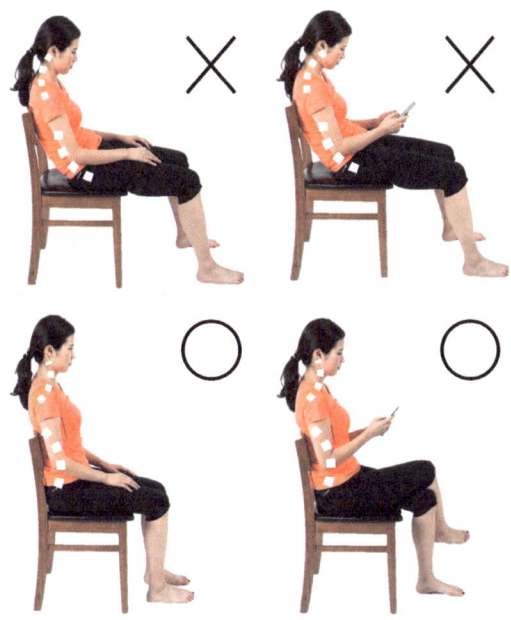

　의자에 앉을 때는 아래 허리와 엉덩이 부분이 의자의 등받이에 붙게 앉는 것이 좋다. 의자의 적절한 높이는 무릎을 90도 굽혀서 앉았을 때 발바닥이 가볍게 땅에 닿는 정도가 좋으며, 이때 허벅지는 의자에 역시 가볍게 접촉되는 정도의 높이가 좋다. 무릎은 엉덩이 관절보다 약간 높은 위치에 두거나 같은 높이에 있는 것이 좋다. 한 자세로 오래 있는 것은 허리에는 쥐약이다. 20~30분에 한번씩은 일어나서 허리를 움직여 주는 가벼운 스트레칭을 하자.

03 앉아서 일할 때의 자세

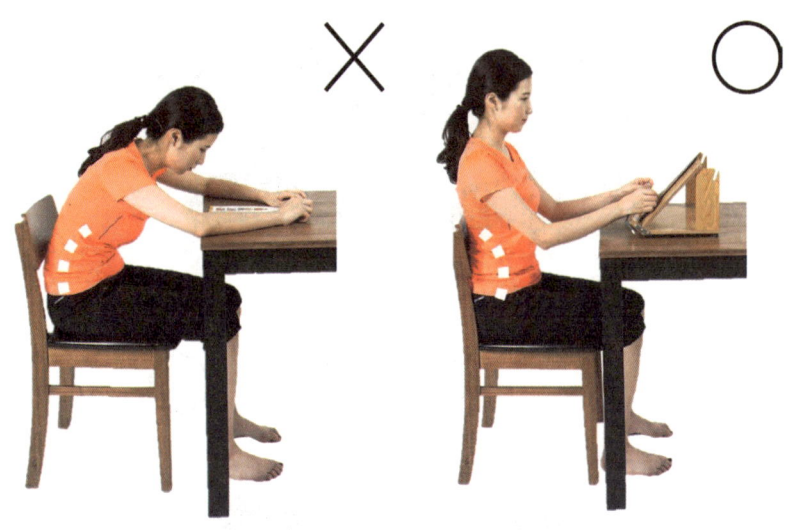

　사무직이거나 공부를 하는 학생의 경우에는 앉아 있는 시간이 많으므로 앉아 있을 때 올바른 자세를 취해야 한다. 의자에 앉을 때는 아래 허리와 엉덩이 부분이 의자의 등받이에 붙게 앉는 것이 좋다. 엉덩이를 앞쪽으로 쭉 빼고 앉는 경우가 많은데, 허리에 부담을 많이 주게 되어 요통이 발생하기 쉽다. 그렇다고 바짝 당겨서 허리를 너무 일직선으로 세우는 자세는 바람직하지 않다. 허리와 등 주위 근육이 과 긴장하여 쉽게 피로하기 쉽기 때문이다. 사무직으로 컴퓨터 작업을 많이 하는 경우에는 눈의 위치가 컴퓨터의 상단 3분의 1지점에 위치하는 것이 좋다.

04 스마트폰을 사용할 때의 자세

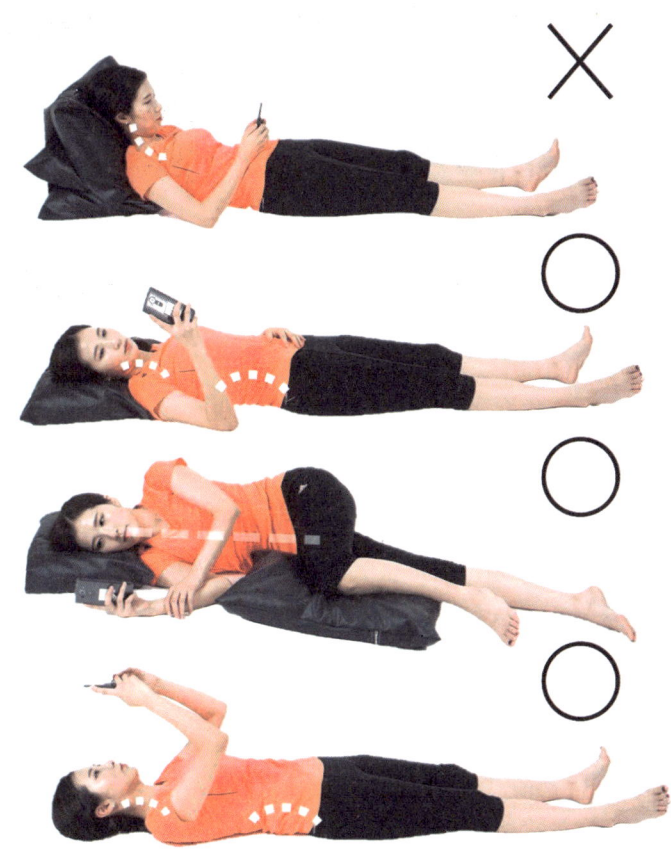

스마트폰을 볼 때는 너무 높지 않은 베개를 베고 목과 머리 위치가 중립 자세가 되게 하거나 베개를 빼고 사용해야 한다.

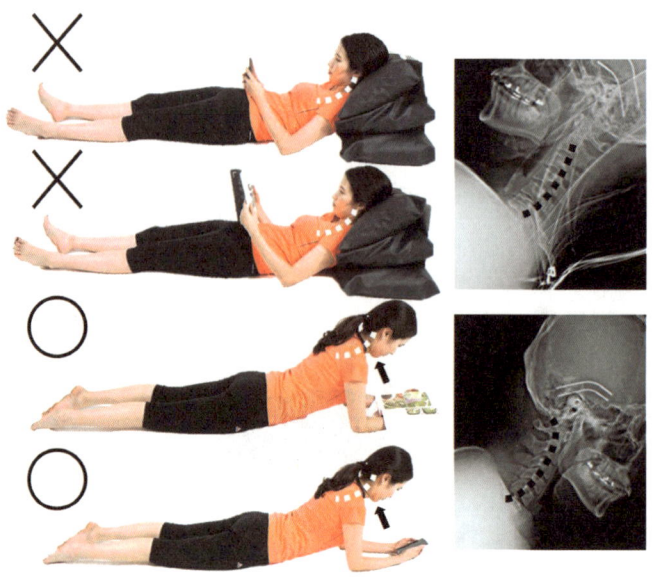

　보통 사람들은 침대나 편한 의자에 위에 두 그림처럼 스마트폰을 하거나 책을 읽는 것을 좋아한다. 실제로 이 자세는 매우 편하게 느껴지는 자세이긴 하다. 목과 등 근육에 힘이 빠져 이완된 자세가 되기 때문이다. 그렇지만 위 두 자세는 목의 전만을 무너뜨리고 오히려 반대로 후만을 만들기에 목의 추간판에 많은 스트레스를 주는 자세가 된다. 목에 통증이 있거나 목 디스크가 있는 사람들에게는 매우 좋지 않은 자세이므로 반드시 피해야 한다.

　아래의 두 자세는 목과 등 근육에 힘이 많이 들어가게 된다. 잠시라도 이 자세를 취하게 되면 불편함이 느껴진다. 그러나 아래의 두 자세는 목의 건강한 전만 곡선을 만들어주는 좋은 자세이다. 근육의 통증이 발생하지 않는다는 전제하에 아래의 두 자세로 스마트폰을 보거나 책을 보게 되면, 목은 건강해진다.

05 물건을 들 때의 자세

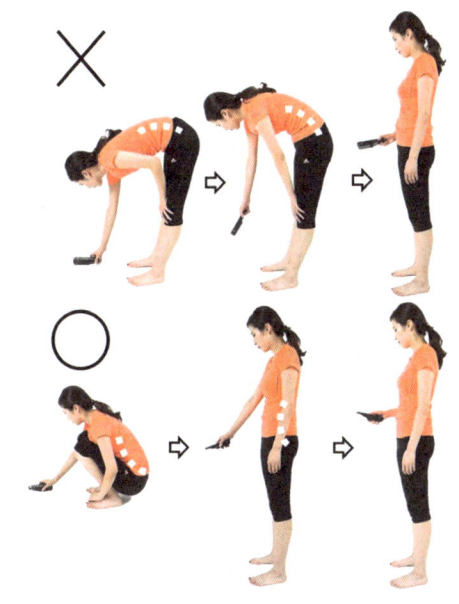

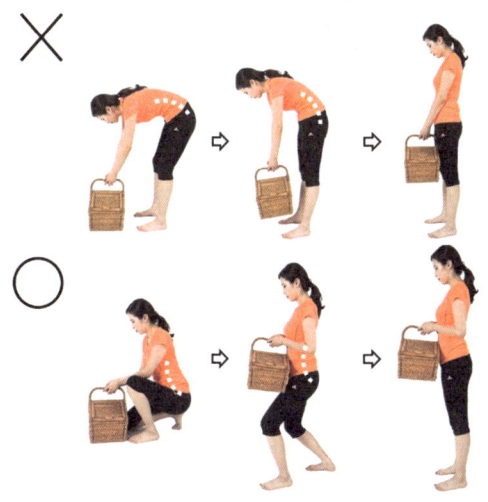

　이미 허리통증이 있는 사람이라면 가능한 한 무거운 물건을 드는 것은 피해야 한다. 물건을 들어 올릴 때는 허리를 구부리지 말고, 무릎을 먼저 구부리고 허리의 'C'형태를 유지한 상태에서 최대한 몸에 붙여서 안정적으로 천천히 들어올려야 한다.

06 운전할 때의 바른 자세

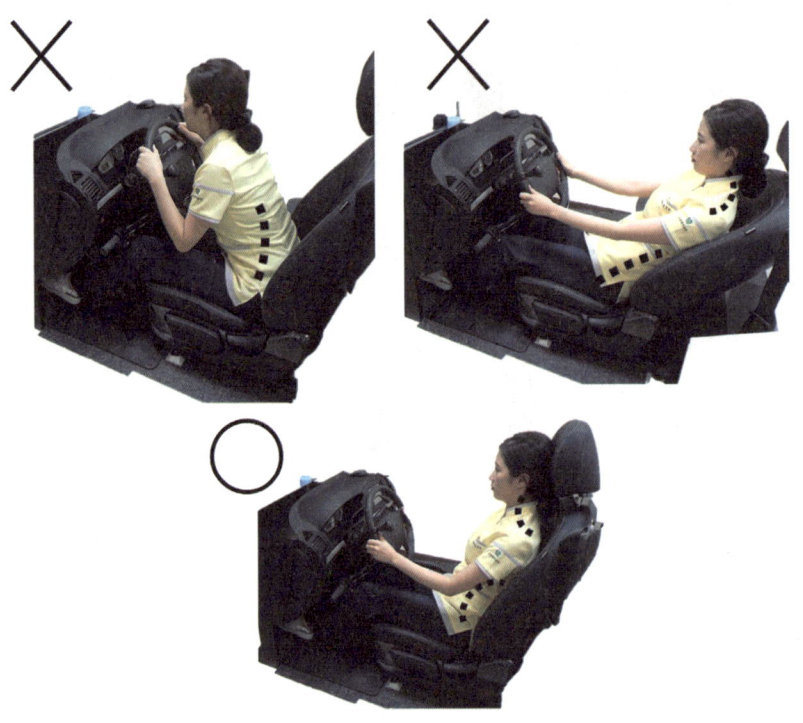

　운전할 때는 몸을 꼿꼿이 세우거나 뒤로 너무 눕히지 말고, 시트 등받이의 각도를 100~110도 정도로 하여 아래 허리와 엉덩이 부분이 등받이에 붙게 앉는 것이 좋다. 몸을 꼿꼿이 세우게 되면 허리 척추의 전만이 무너지고 등 뒤 근육에 스트레스가 가게 된다. 또한, 너무 뒤로 눕히게 되면 목이 앞으로 굽게 되어 목의 전만이 무너져 목의 건강에 좋지 않다.

무릎은 편안하게 120도 정도 꺾어지는 것이 좋다. 1시간 운전에 적어도 5분 정도는 차 밖으로 나와 일어나서 스트레칭 운동을 시행해 주는 것이 좋다.

또한, 운전 시에 뒷부분에서 설명할 국소 중심 근육 운동(168쪽에서 자세히 소개)을 시행하면 지루한 장거리 운전 시 재미도 있고 허리도 건강해지며, 잠도 깰 수 있는 일거삼득의 효과를 거둘 수 있다. 운전하면서 국소 중심 근육 운동을 시행해 보도록 하자.

07 앉아서 신발 끈 맬 때의 자세

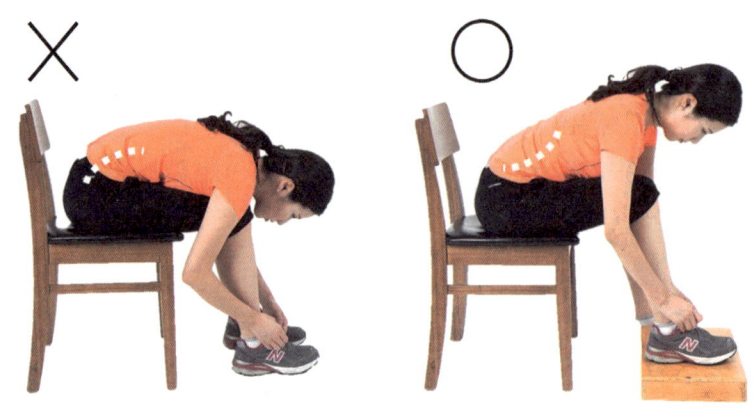

 신발 끈을 묶는 것은 매일 매일 자주 일어나지는 않기에 허리에 질환이 없는 건강한 사람이 이 정도까지 조심할 필요는 없을 것 같다. 그러나 허리디스크가 발병한 사람들에서는 한순간에도 재발의 위험이 있으므로 신발 끈을 묶을 때도 등을 구부리지 말고, 등을 펴고 발판 등에 발을 얹고 신발 끈을 매는 것이 좋다.

08 세수할 때의 자세

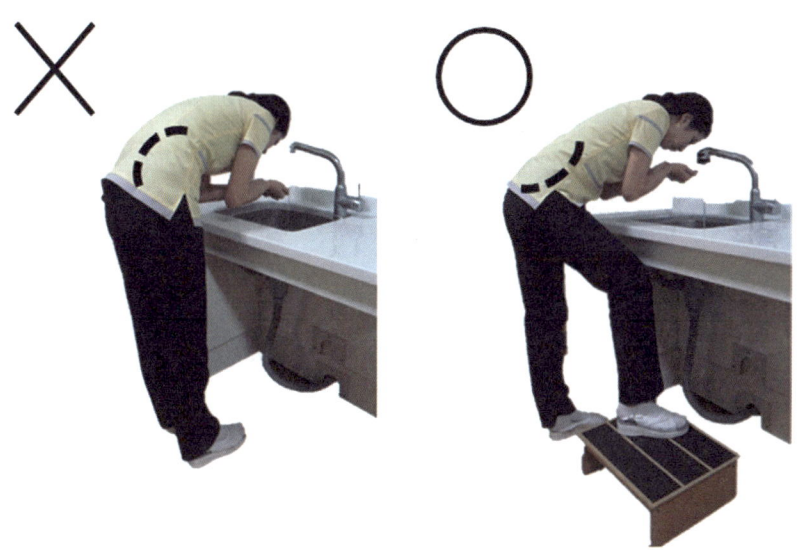

　수면 시에는 누워있는 자세로 인해 디스크에 체중으로 인한 부하가 가지 않아 디스크 내 압력이 떨어지기 때문에 디스크는 수분을 많이 흡수하게 되어 내부의 압력이 높아져 빵빵해진 상태가 된다. 아침에 기상 후 갑자기 허리를 구부려 세수하게 되면 빵빵해진 디스크가 터지거나 찢어질 위험이 있다. 실제로 아침에 일어나서 세수하다가 허리디스크가 발병하는 사람이 적지 않다. 세수할 때 양다리를 대칭적으로 똑바로 서서 허리를 굽혀서 하지 말고, 한 발은 낮은 발판에 올리고 허리의 'C' 커브를 최대한 유지하면서 세수하는 것이 좋다.

09 허리건강을 위해 피해야 할 자세와 운동

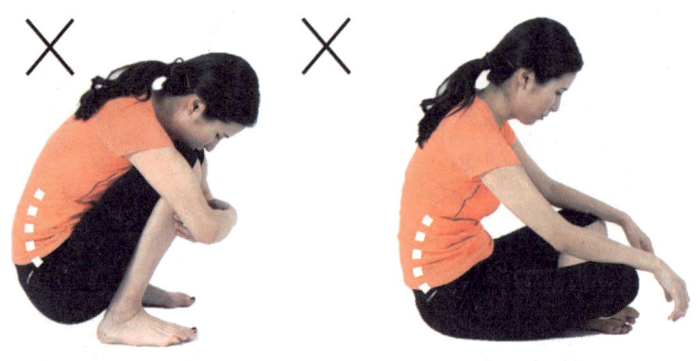

허리통증이 자주 발생하거나 허리가 좋지 않다고 느낀다면 쪼그리고 앉거나 방바닥에 앉는 것은 피하는 것이 좋다. 허리 전만을 없애며 오히려 반대로 후만을 만들어 추간판에 많은 무리를 준다.

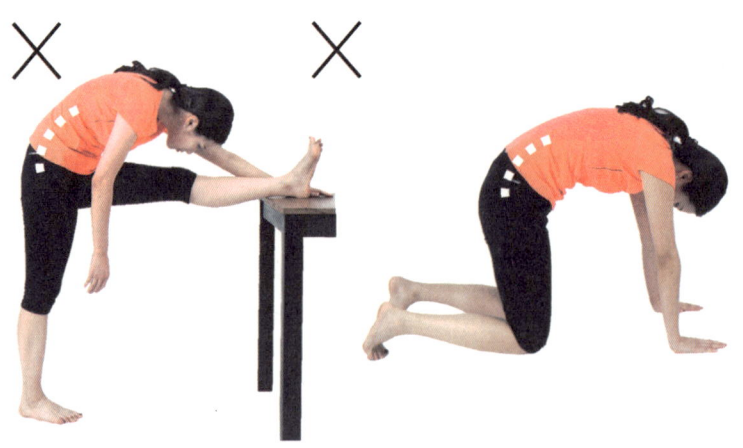

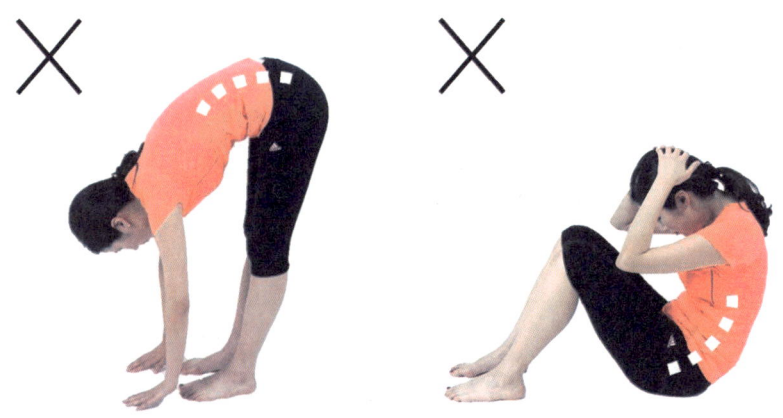

 허리통증이 자주 발생하거나 허리가 좋지 않다고 느낀다면 허리를 심하게 구부리는 스트레칭 운동, 과도하게 등을 구부리는 운동, 윗몸 일으키기 운동을 피하자. 척추 전만을 없애며, 오히려 반대로 후만을 만들어 추간판에 많은 무리를 준다. 게다가 윗몸 일으키기의 경우에는 복근에 힘이 들어가면서 더욱이 추간판을 뒤로 탈출시키려는 힘이 가하게 만들어진다. 허리에 별문제가 없더라도 위 그림처럼 윗몸 일으키기를 지속해서 오랫동안 시행하게 되면 추간판이 손상돼 허리디스크가 발생할 위험성이 높아진다.

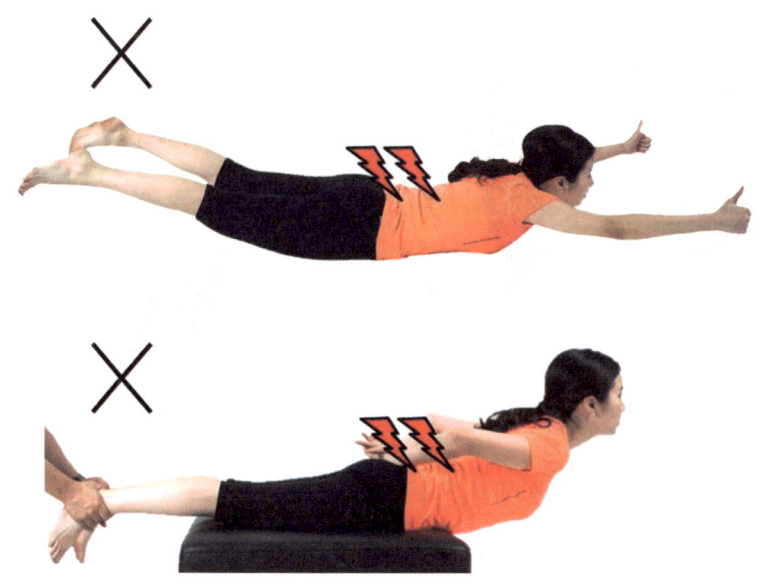

허리통증이 자주 있거나 허리가 좋지 않다고 느낀다면 위 그림과 같은 허리 폄근육의 근육 강화 운동은 피해야 한다. 위의 운동은 허리 추간판에 많은 과부하가 걸리는 운동이다. 허리의 건강에 아주 자신 있는 젊은 사람들만 시행해야 할 운동이다.

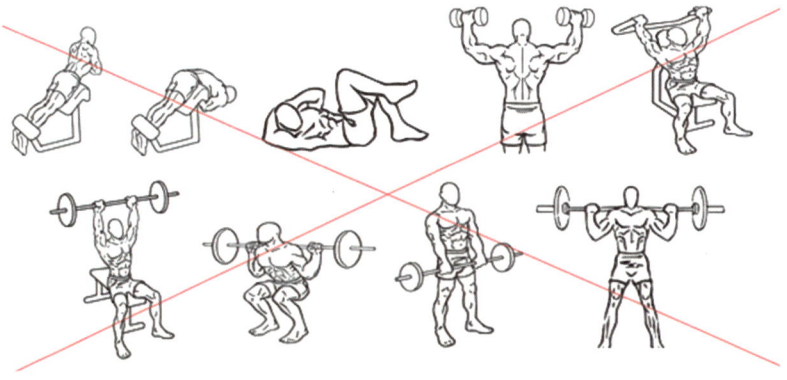

위와 같은 헬스장 운동들은 허리 환자들은 반드시 피해야 한다.

10 잠잘 때 좋은 베개는?

 베개의 선택은 목 디스크 환자들뿐만 아니라 건강한 사람들에게도 꽤 관심 있는 주제이다. 나 또한 지금까지 살아오면서 여러 번 베개를 바꿔보았고, 현재는 수개월 전에 인터넷 쇼핑몰에서 3만 원 정도의 비용으로 구매한 베개를 잘 이용하고 있다.

 사람은 하루의 1/3 정도를 수면으로 보내게 된다. 따라서 베개는 목 건강을 위해 매우 중요하다. 많은 사람이 본인에게 익숙지 않은 베개를 사용하여 잠을 자고 난 후 목과 어깨 부위에 통증을 겪어 본 경험이 있을 것이다. 나 또한 높은 베개를 사용한 다음 날 목에 심한 근육통이 발생해서 한동안 고생한 적이 있다.

 좋은 베개를 정확히 정의할 수는 없으며 좋은 베개에 관한 연구 또한 충분하지 않지만, 일반적인 원칙은 있다. 좋은 베개는 베고 누웠을 때 양어깨가 편하게 바닥에 닿아야 하고 목 가운데 부분이 약간 들려 경추가 'C'자 커브를 유지하게 되는 중립 자세를 만들어 주는 베개이다. 너무 베개가 높아지면 목과 어깨의 근육이 긴장되어 스트레스를 받아 통증이 발생하기 쉽고, 너무 낮아지면 목뼈의 자연스러운 C자 커브 유지에 좋지 않다. 특히, 옆으로 누웠을 때는 머리가 바닥으로 쳐지게 되어 목 주위 근육, 힘줄, 인대 등에 많은 스트레스를 주게 된다.

그러나 이것은 의학적으로 일반적인 이야기이다. 어떤 사람은 높은 베개를, 어떤 사람은 낮은 베개를 좋아한다. 그 사람에게는 그 베개가 편안함을 준다는 것이다. 우리 몸의 불편감과 통증은 일반적으로는 유해 자극으로부터 몸을 보호하기 위한 매우 민감한 경고 신호다. 불편감이나 통증의 발생은 목 주위의 근육, 힘줄, 인대 또는 디스크(추간판) 등의 조직에 스트레스가 가고 있다는 것을 의미한다. 아무리 의학적으로 좋은 베개라고 해도 본인에게 불편하다면, 그 베개는 본인에게 좋지 않은 베개일 수 있다는 사실을 명심해야 한다.

목 디스크(추간판 탈출증) 환자는 한 가지를 더 고려하면 좋다. 우리 목의 척추 신경이 나오는 구멍(척추간 신경공)은 목을 뒤로 젖혔을 때 작아지고 앞으로 굽혔을 때 커지게 된다. 즉, 목이 뒤로 젖혀지게 되는 베개는 목 디스크 환자들의 증상을 더 악화시킬 수 있다. 따라서 일반적으로 바른 자세를 만들어주고 편안함을 주는 베개라는 전제 조건하에서 약간은 높아서 목이 앞으로 약간 굽혀지는 베개가 더 좋다.

일상생활의 삶에서 베개는 단일품목으로는 가장 많은 시간을 사람과 함께하며 목과 어깨의 건강에 매우 중요한 영향을 미치는 일상 도구이다. 최근 인터넷 쇼핑몰에서는 목의 자연스러운 구조를 만들어 주는 양질의 베개를 싼값에 많이 판매하고 있다. 목과 어깨가 불편한 사람이라면 베개의 교환으로 기본적인 초기 자가 치료를 시행해 보자.

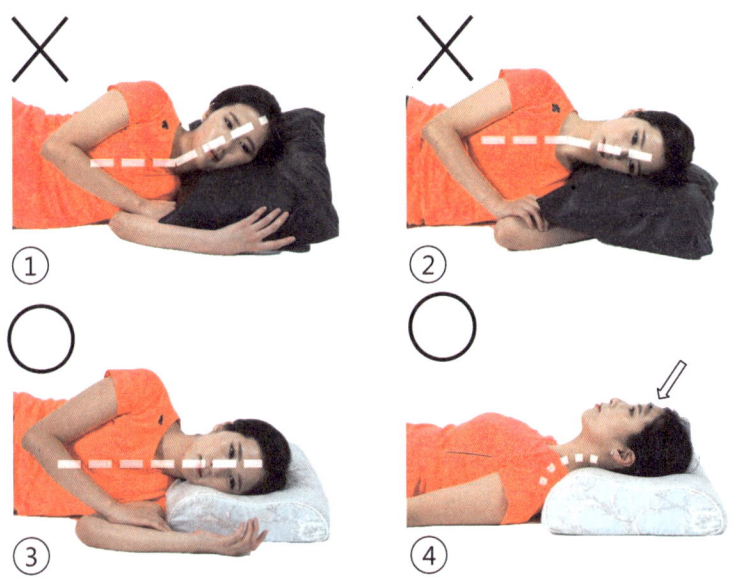

🔍 ①, ②와 같이 옆으로 누웠을 때 베개가 높아 머리가 목에 대해 위로 올라가거나 베개가 낮아 머리가 바닥으로 쳐지게 되는 베게는 목 건강에 좋지 않다. ③과 같이 옆으로 누웠을 때 목과 머리가 일직선이 되는 베개가 좋은 베개이다. 또한, ④번과 같이 바로 누웠을 때 목 뒤에 부드러운 전만 곡선('C'자 커브)가 만들어지고 이마가 바닥에 평행하게 유지되는 중립 자세를 취하여 볼펜을 올려놓았을 때(화살표) 떨어지지 않는 자세를 만들어주는 베개가 목의 건강에 좋다.

11 잠잘 때 좋은 매트리스는?

 미국에서 유학하는 한 고등학생이 방학을 맞아 한국에 들어와서 허리통증으로 내 진료실에 찾아왔다. 그 학생은 허리통증을 발생시킨 원인을 이미 스스로 알고 있었고 나에게 정확하게 알려주었다. 미국 학교 기숙사의 침대 매트리스 한쪽이 약간 꺼져 있어 잘 때마다 불편감을 느꼈다고 했다.
 나도 고등학교 때 기숙사 생활을 했었다. 그 당시 우리나라 학교 기숙사에서 좋은 매트리스를 깔아놓은 학교는 거의 없었을 것이다. 나 또한 한쪽이 푹 꺼진 매트리스에서 잠을 자며 허리통증을 느꼈던 적이 있었다.
 이 세상에 모든 사람을 위해 가장 좋은 하나의 매트리스는 존재하지 않는다. 그러나 일반적으로 건강에 좋은 매트리스의 기준은 있다. 좋은 침대 매트리스는 척추의 중립 자세와 정열을 잘 유지시켜 주면서 최고의 포근한 느낌이 드는 침대이다. 척추의 정열을 잘 유지시켜 주기 위해서는 코일과 스프링이 많을수록 좋다. 그리고 침대는 하루의 에너지를 충전하는 쉼의 시간이므로 포근해야 하는데, 이 포근함은 침대의 위패딩이 좌우하게 되므로 각자의 기호에 따라 알맞은 패딩을 골라야 하겠다.

매트리스가 너무 딱딱하거나 푹신하면 좋지 않다. 사람은 엉덩이와 머리 부분이 가장 무거우므로 너무 푹신한 매트리스에서는 엉덩이가 더 밑으로 가라앉게 되어 있다. 그렇게 되면 허리의 정상적인 전만 'C'자 곡선이 깨져 척추 후만의 모양이 된다. 누워있는 동안 추간판은 잘못된 불균등한 압력을 받게 되고, 결국 추간판이 손상되어 허리통증을 유발하게 된다. 물론, 추간판의 문제가 아니어도 근육과 인대의 염좌로 인하여 통증이 발생할 수도 있다.

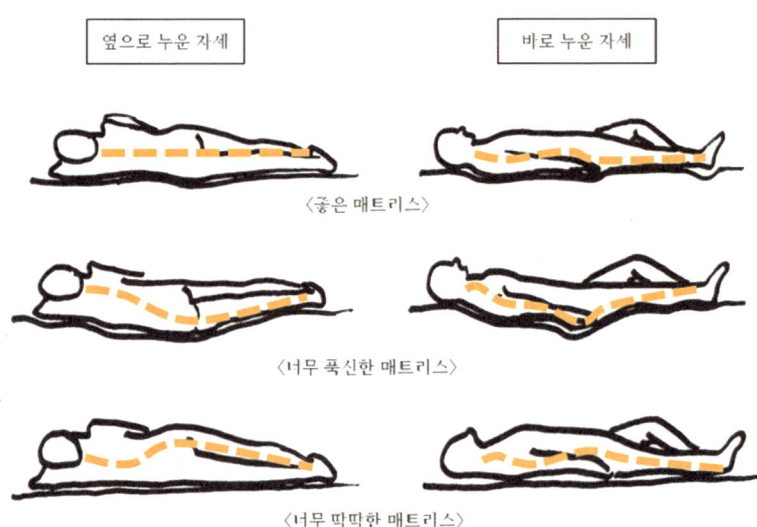

Q 좋은 매트리스는 온몸에 힘을 빼고 편하게 누웠을 때 척추의 형태가 중립 자세가 되어 척추와 추간판에 가장 스트레스가 적게 가는 매트리스이다. (중립 자세는 골반뼈가 바닥에 수직 또는 약간 전방회전 상태에서 허리 척추(요추)와 목 척추(경추)는 자연스럽게 전만을 유지하고 가슴 척추(흉추)는 후만을 유지한 자세를 말한다.)

난 가끔 허리에 불편감이나 통증이 발생하게 되면 포근할 정도의 두꺼운 라텍스 요를 깔고 바닥에서 잔다. 나에게는 허리를 바로 잡고 요통을 없애는 좋은 방법이다. 요즘 사람들은 어느 정도 쿠션이 있는 푹신한 침대 바닥에 익숙해져 있어 딱딱한 바닥에 누우면 허리가 뜨는 느낌과 함께 불편감을 느끼는 경우도 많다. 그러나 어느 정도의 두꺼운 요를 깔고 아래 그림과 같이 무릎 밑에 베개를 바치는 자세를 취하면 편안함을 느낄 수 있을 것이다.

우리 몸이 느끼는 불편감과 편안함은 제일 민감한 평가 도구이다. 잠자리에서 불편감이나 통증이 발생하면 그것은 우리 몸을 지키기 위한 사전 경고임을 알아야 한다.

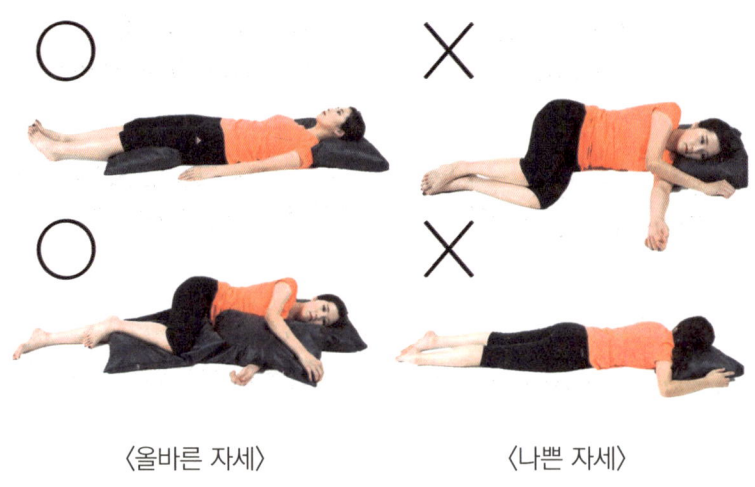

〈올바른 자세〉　　　〈나쁜 자세〉

🔍 바로 누워 잘 때 무릎 밑에 베개를 놓으면 허리 추간판에 가는 스트레스가 줄어든다. 또한, 모로 누워 잘 땐 무릎 사이에 베개를 기워 넣고 팔 밑에 베개를 놓고 자는 것이 몸에 좋은 수면 자세이다.

PART 5

건강한 척추를 위한 자가 운동법

01 걷는 유산소 운동이 디스크에 보약이다

걷기는 유산소 운동으로서 건강에 좋다는 것은 누구나 상식적으로 아는 사실로 이견이 없다. 그러나 허리디스크의 건강에도, 그리고 요통의 치료에도 좋다는 것은 잘 알지 못할 것이다.

추간판은 우리 몸에서 혈관이 없는 가장 큰 인체구조물이다. 양측 척추뼈의 끝부분인 종판에서 확산하여서 영양분을 공급받아야 한다. 추간판은 80kPa 정도 되는 압력에서 영양분과 수분의 흡수와 노폐물의 배출이 가장 활발하게 일어나며, 여기에 적절한 추간판의 움직임과 펌프작용이 있어야 한다. 바로 이 압력이 가해지며 적절한 움직임을 주는 운동이 걷기 운동이다. 이것이 맨몸으로 걷는 유산소 운동이 허리건강에 좋은 이유이다.

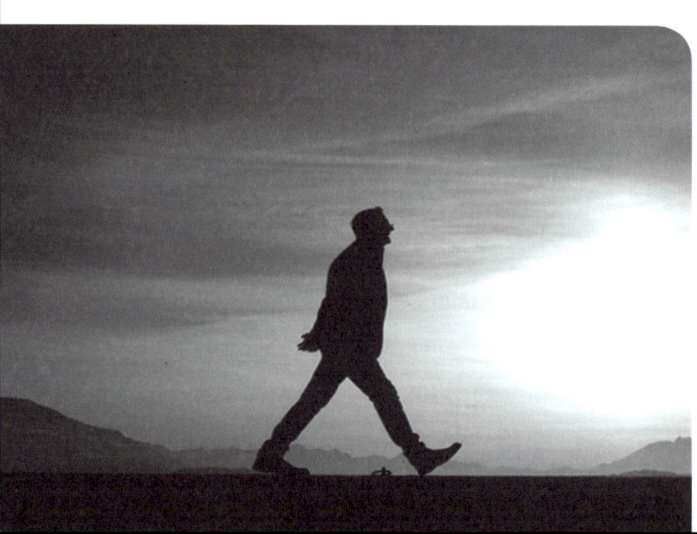

🔍 걷는 운동은 추간판에 영양분을 원활하게 공급하게 해주어 허리에 좋은 운동이다. 추간판의 건강을 비롯해서 뼈, 심혈관계, 치매 예방 등 다양한 이점이 있다.

걷기가 건강에 좋은 이유에 대해서 더 설명해보도록 하겠다. 걷기는 심혈관계의 건강에 좋다. 걷기는 혈압을 낮추어주어 고혈압 예방에 도움이 되며, 심장의 기능을 더 좋게 만들어준다. 하루에 30분 이상 걷는 사람들은 20~40%까지 뇌졸중의 위험률을 낮출 수 있다. 또한, 걸을 때 장딴지 근육이 주기적으로 수축하면서 피를 심장으로 퍼 올리는 정맥 펌프의 역할을 하게 되어 혈전의 생성을 예방하고 심장의 일을 적게 만들어준다.

걷기는 뼈의 건강에도 좋다. 폐경기 여성이 하루에 30분 이상 걷게 되면 고관절 골절의 위험이 40%까지 감소한다. 물론, 걷는 운동은 골밀도를 증가시키기에는 부족하지만, 골 소실을 중단시킬 수 있다. 걷기는 체중감소에도 도움이 된다. 30분을 걷게 되면 200㎈의 열량이 소모된다. 체지방을 감소시켜 체중이 감량된다. 걷기는 정서와 기분에도 도움이 된다. 우리 몸에서 분비되는 엔도르핀의 양이 늘어나면서 기분을 좋게 만든다. 또한, 수면에도 도움을 준다.

걷기는 기억력과 치매 예방에도 도움이 된다. 하루에 400m 이하를 걷는 사람은 3km 이상을 걷는 사람보다 치매가 발병할 확률이 1.8배 정도 높으며, 일주일에 3일 이상 운동을 한 사람들은 그렇지 않은 사람들보다 치매 발병률이 60% 정도로 작다는 연구 보고가 있었다. 운동의 기간이 길수록 운동 강도가 강할수록 치매 예방과 인지기능에 더 좋은 효과를 준다.

걷기는 관절연골의 건강에도 도움이 된다. 우리 몸의 관절연골에는 혈관이 없어서 피가 직접적으로 공급되지 않는다. 걷기 운동 등을 통해서 관절연골에 움직임과 적절한 부하가 발생하게 되어 연골은 관절액으로부터 영양분을 공급받는다.

40대에 척수손상으로 하반신마비가 된 환자들의 무릎 연골의 두께를 1년 후에 측정해 보면 평균 10% 정도 연골의 두께가 얇아지고, 2년이 지난 후에는 평균 20~25% 정도 연골의 두께가 얇아진다.

또한, 한쪽 발목의 골절로 7주 정도 동안 부분적으로만 체중을 주어 생활했을 경우 무릎에 가장 중요한 근육으로 허벅지의 앞쪽에 크게 위치하고 있는 대퇴사두근육의 크기가 골절이 안 된 다리에 비해 11%나 감소하고, 무릎 연골은 평균 6~7% 정도 두께가 얇아진다. 그러나 골절이 없었던 반대쪽 다리는 무릎 연골의 두께 변화가 없었다.

관절을 사용하지 않고 아끼는 것은 오히려 관절 건강에 해롭다. 건강한 무릎의 연골을 유지하기 위해서는 무릎에 어느 정도의 부하는 주어져야 하고, 관절의 움직임이 있어야 한다.

걷는 것이 여러모로 건강에 좋은 것은 사실이지만, 걸었을 때 무릎, 발목 등에 관절통이 발생하는 경우에는 관절염으로 인하여 관절을 더 망가뜨릴 수 있기 때문에 전문의와 상의하여 운동량을 조절하거나 다른 운동을 시행해야 하겠다.

02. 허리 국소 중심 근육 운동

1) 허리 국소 중심 근육 운동의 중요성

ⓐ 국소 중심 근육은 허리가 움직일 때, 척추를 안정적으로 잡아주는 허리건강의 가장 근본적인 핵심에 해당한다.

ⓑ 글로벌 중심 근육이 힘을 내 허리가 동작할 때 추간판과 허리 척추의 보호를 위해서 국소 중심 근육은 허리가 움직여 힘을 내기 전에 먼저 힘을 내어 척추를 안정적으로 고정해야 한다. 이것을 신경 근육 조절능력이라고 한다.

ⓒ 중심 근육 운동은 항상 척추 중립 자세에서 시행해야 한다. 중립 자세란 골반이 바닥에 평행하거나 전방으로 약간 기울어져 있는 상태로 목, 허리 척추는 자연스러운 전만('c'자 형태), 가슴 척추는 후만 형태를 유지하는 상태이다. 이때 척추는 중력으로부터의 스트레스를 가장 적게 받는다.

ⓓ 운동으로 근육이 반응하여 건강해지는 데에는 적어도 6주~8주의 시간이 걸린다. 굳은 결심을 하고 인내를 가지고 꾸준히 운동을 시행해 보자.

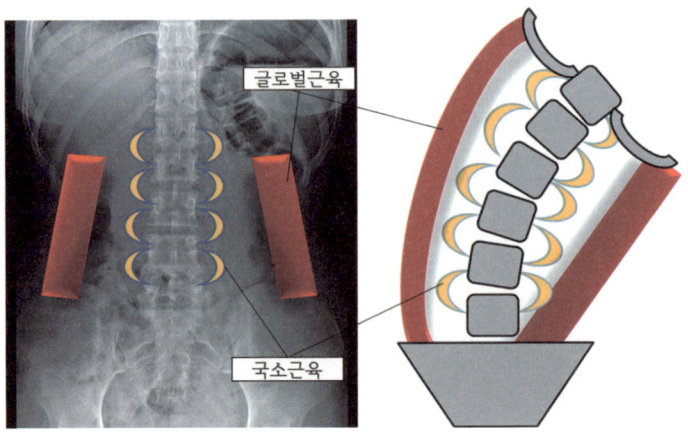

🔍 쌀가마니를 짊어지는 일을 한다고 가정해 보자. 글로벌 근육은 실제 쌀가마니를 짊어질 수 있는 힘을 내며 허리를 동작하게 한다. 이때 국소 중심 근육에 더 먼저 힘이 들어와 척추를 안정적으로 붙잡아 주어야 한다. 타이밍이 늦거나 근육 힘이 약하면 추간판 등 척추 주위 구조물에 손상이 발생하게 된다.

2) 서서 하는 복부 들이밀기 운동(브레이싱 운동)

(빈도: 매일 할 수 있는 한 자주 시행)

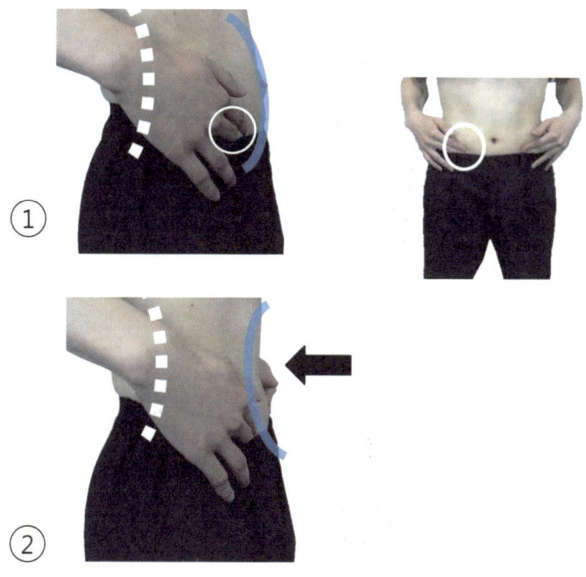

(a) 발을 편하게 벌리고 척추 중립 자세로 바로 선다.

(b) 아랫배에 ①, ②번과 같이 손가락을 골반과 배꼽 사이 배 근육 위에 올려 배 근육을 촉진한다.

(c) ②번과 같이 배꼽을 등뼈에 붙게 한다는 느낌으로 배에 힘을 준다.

- 숨을 크게 몇 번 내쉬면서 배를 들이밀면 더 수월하다.
- 이때 허리가 앞으로 굽혀지면 안 되고, 척추가 똑바로 선 중립 자세를 유지하며 배만 움직이는 것이 중요하다.

(d) 배가 홀쭉하게 들어가면 이 자세로 20~30초 이상을 유지하면서 부드럽게 호흡한다.

3) 네발 기기 자세에서 복부 들이밀기 운동

(빈도: 매일 할 수 있는 한 자주 시행)

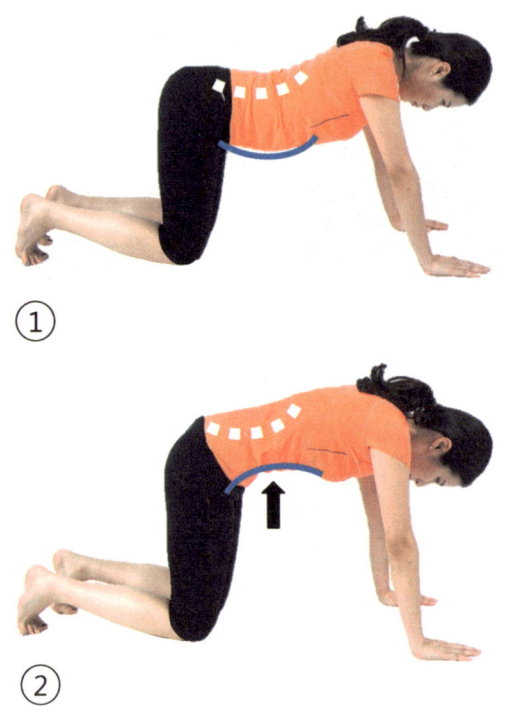

(a) ①번과 같이 네발 기기 자세를 취하고 척추는 중립 자세로 편안한 자세를 취한다. 등을 일부러 굽히거나 펴지 않는다.

(b) ②번과 같이 배꼽을 등뼈에 붙게 한다는 느낌으로 배에 힘을 주어 배를 들어가게 한다. 숨을 크게 몇 번 내쉬면서 배를 들이밀면 더 수월하다.

- 척추는 움직이지 않고 배만 움직이는 것이 중요하다.

(c) 배가 홀쭉하게 들어가면 이 자세로 20~30초 이상을 유지하면서 부드럽게 호흡한다.

4) 누운 자세에서 복부 들이밀기 운동

(빈도: 매일 할 수 있는 한 자주 시행)

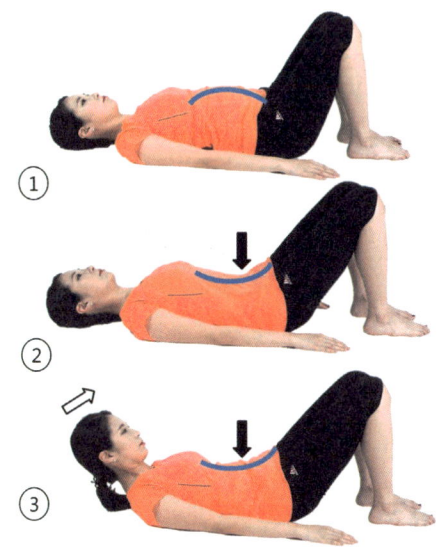

(a) ①번과 같이 척추 중립 자세를 하고 무릎을 세워 눕는다.

(b) ②번과 같이 배꼽을 등뼈에 붙게 한다는 느낌으로 배에 힘을 주어 배를 들어가게 한다. 숨을 크게 몇 번 내쉬면서 배를 들이밀면 더 수월하다.

- 척추는 움직이지 않고 배만 움직이는 것이 중요하다.
- 손가락을 골반과 배꼽 사이 배 근육 위에 위치시키고 근육의 움직임을 촉진하면 더 효과적이다.

(c) 배가 홀쭉하게 들어가면 이 자세로 20~30초 이상을 유지하면서 부드럽게 호흡한다.

(d) 익숙해지면 한 단계 더 나아가 ②의 동작에서 ③과 같이 배가 보일 정도로 목을 가볍게 들어 운동을 시행한다.

5) 앉은 자세에서 복부 들이밀기 운동
(빈도: 매일 할 수 있는 한 많이 시행)

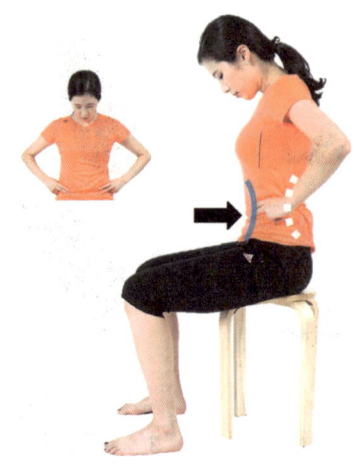

(a) 허리가 자연스러운 'C'자 형태(전만)를 취하게 하는 척추 중립 자세를 하고 편하게 앉는다.
(b) 위 사진과 같이 손가락을 골반과 배꼽 사이 배 근육 위에 올려 배 근육을 촉진하고 숨을 가볍게 쉰다.
(c) 위 사진과 같이 배꼽을 등뼈에 붙게 한다는 느낌으로 배에 힘을 준다. 숨을 크게 몇 번 내쉬면서 배를 들이밀면 더 수월하다.
  - 척추는 움직이지 않고 배만 움직이는 것이 중요하다.
(d) 배가 홀쭉하게 들어가면, 이 자세를 유지하면서 부드럽게 호흡을 하면서 20~30초 이상을 유지한다.
  - 이 운동은 긴 시간 운전하거나 앉아 있을 때 시행할 수 있는 좋은 운동이다. 운전할 때는 물론 손으로 복부 근육 촉진은 하지 않는다.

6) 앉은 자세에서 복부 들이밀기 운동(심화)

(빈도: 매일 할 수 있는 한 자주 시행)

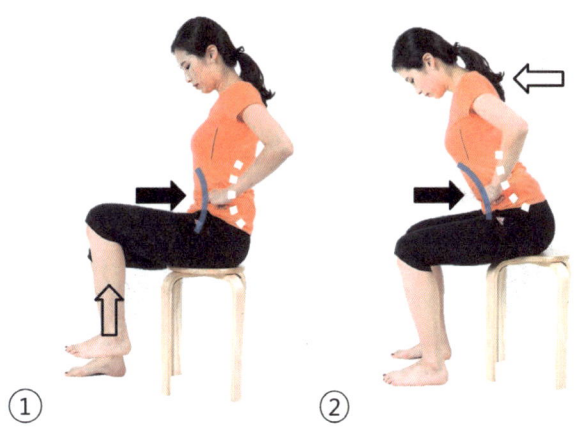

① ②

(a) 허리가 자연스러운 'C'자 형태(전만)가 되도록 척추 중립 자세를 하고 편하게 앉는다(등받이가 있는 의자도 무방).

(b) 앉은 자세에서 복부 들이밀기를 시행한 상태에서 ①번과 같이 한쪽 다리를 들어 올려 20~30초를 유지한다. 양쪽 다리를 번갈아 가면서 시행한다.

(c) 또한, ②번 그림과 같이 복부 들이밀기로 힘을 준 상태에서 몸을 앞으로 가볍게 기울여 주는 운동을 하여 몸의 움직임을 주어 운동을 시행하면 더 발전된 중심 근육 운동 효과를 얻을 수 있다.

(d) ①, ②번 운동이 각각 익숙해지면 두 동작을 동시에 시행한다. 한 다리를 들고서 몸을 앞으로 구부리는 운동을 하면 된다.

7) 미니 스쿼트 자세에서 복부 들이밀기 운동

(빈도: 매일 할 수 있는 한 자주 시행)

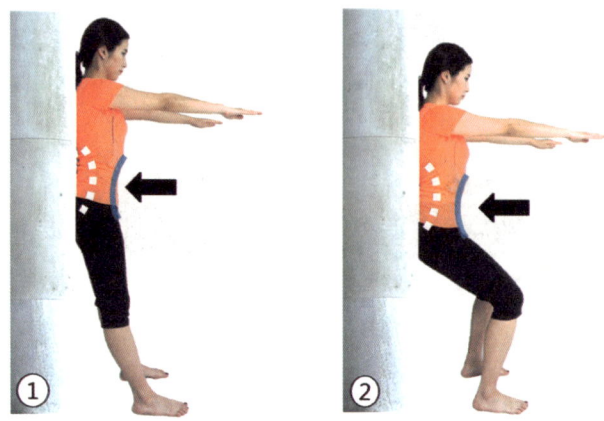

(a) ①번과 같이 벽에 등을 기대고 척추를 중립 자세로 하여 편안한 자세를 취한다. 팔은 앞으로 뻗어도 좋고, 차려자세로 해도 좋다.

(b) 배꼽을 등뼈에 붙게 한다는 느낌으로 배에 힘을 주어 배를 들어가게 한 상태에서 ②번과 같이 무릎을 약간 구부린다.
- 무릎은 60도 이상 굽히지 않는다.
- 척추는 움직이지 않고 배만 움직이는 것이 중요하다.

(c) 이 자세로 20~30초 이상을 유지하면서 부드럽게 호흡한다.
- 무릎 관절염이 있는 환자가 시행하면 무릎과 허리를 동시에 운동할 수 있는 유용한 운동이다.

8) 걷고 계단을 오르내리면서 시행하는 복부 들이밀기 운동
 (빈도: 매일 할 수 있는 한 많이 시행)

위에서 설명한 복부 들이밀기 운동을 2~4주 정도 시행하게 되면 정적인 자세에서 국소 중심 근육을 활성화해 척추를 안정화시키는 것이 익숙해지게 된다. 이제 한 단계 더 발전시켜 동작 시 국소 중심 근육의 운동을 시행하여 동작 시 신경 근육 조절능력을 향상시켜야 한다.

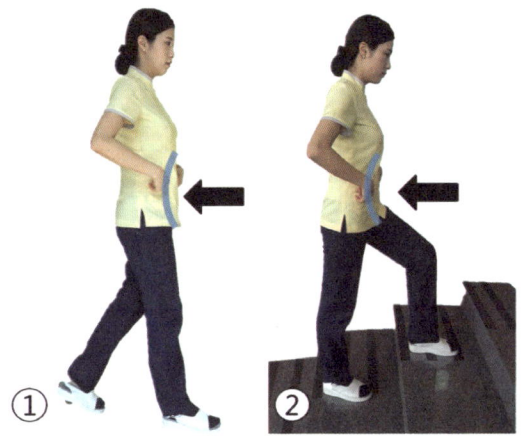

(a) 척추 중립 자세를 취한다.
(b) 배꼽을 등뼈에 붙게 한다는 느낌으로 배에 힘을 준다.
(c) 배가 홀쭉하게 들어가면 이 자세를 유지하면서 부드럽게 호흡한다.
(d) 복부를 들이민 상태에서 부드럽게 호흡을 하면서 ①번과 같이 걸어 다니거나 ②번과 같이 계단을 오르내리는 운동을 한다.

03 허리 글로벌 중심 근육 운동

1) 허리 글로벌 운동 시 유의점

ⓐ 국소 중심 근육 운동을 적어도 2~4주 이상 시행하여 국소 중심 근육 운동이 익숙해진 후에 글로벌 운동을 시행한다.
ⓑ 급성기의 허리통증이 있을 시에는 시행하지 않는다.
ⓒ 운동하면서 통증이 악화되거나 새로운 증상이 발생하면 운동을 중단하고, 허리 국소 중심 근육 운동만 시행한다.
ⓓ 중심 근육 운동은 항상 척추 중립 자세에서 시행해야 한다. 중립 자세란 골반이 바닥에 평행하거나 전방으로 약간 기울어져 있는 상태로 목, 허리 척추는 자연스러운 전만('c'자 형태), 가슴 척추는 후만 형태를 유지하는 상태이다. 이때 척추는 중력으로부터의 스트레스를 가장 적게 받는다.
ⓔ 글로벌 중심 근육 운동 시행 시 국소 중심 근육 운동인 복부 들이밀기 상태에서 시행하면 한 단계 발전되고 심화된 운동이 된다.

2) 프론 브릿지(Prone bridge) 운동

(빈도: 하루에 2~3회, 1회 5~10번 반복)

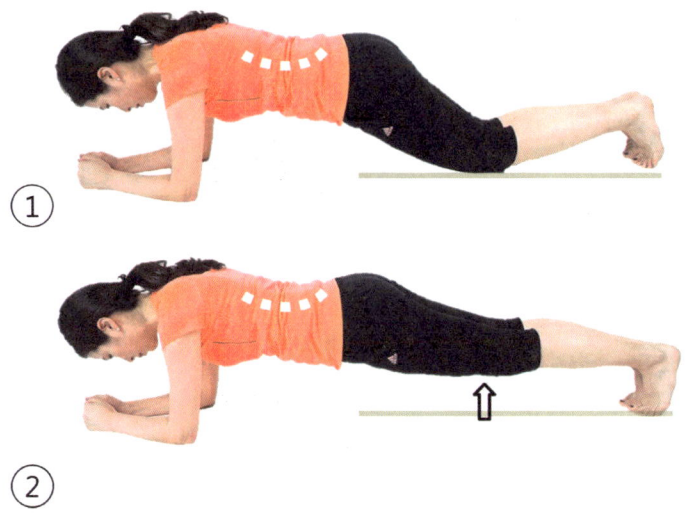

(a) 엎드려 누운 자세에서 ①번 그림과 같이 어깨높이에 팔꿈치를 받쳐 무릎과 팔꿈치를 축으로 하여 몸통을 평행하게 들어 올려 30초~60초를 유지한다.

(b) ①번 운동을 2~4주 정도 시행하여 익숙해지고 원활하게 잘 되며, 허리의 통증이 없으면 ②번 그림과 같이 무릎을 땅에서 띄고 발끝으로 지탱한 자세로 운동을 시행한다.

- 통증이 악화되거나 새로운 증상이 발생하면 운동을 중단하고 국소 중심 근육 운동만 시행한다.

3) 사이드 브릿지(Side bridge) 운동

(빈도: 하루에 2~3회, 1회 5~10번 반복)

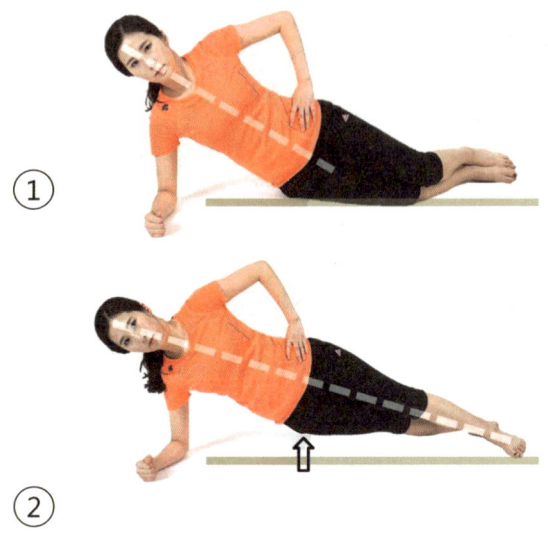

(a) ①번과 같은 자세를 취하고 옆으로 누운 자세에서 무릎과 아랫다리를 땅에 닿은 상태에서 어깨높이에 팔꿈치를 받쳐 무릎과 팔꿈치를 축으로 하여 몸이 일자가 되도록 하여 20초 이상 유지한다. 익숙해지면 유지시간을 점점 더 늘린다.

(b) ①번 운동이 원활하게 잘 되고, 허리의 통증이 없으면 ②번과 같이 발만 땅에 닿고 무릎도 띄운 상태에서 몸을 일자로 유지하고 운동을 시행한다.

- 국소 중심 근육 운동에서 시행했던 복부 들이밀기를 한 상태에서 이 운동을 하면 한 단계 발전되고 심화된 운동이 된다.
- 통증이 악화되거나 새로운 증상이 발생하면 운동을 중단하고 국소 중심 근육 운동만 시행한다.

4) 수파인 브릿지(Supine bridge) 운동 1
(빈도: 하루에 2~3회, 1회 5~10번 반복)

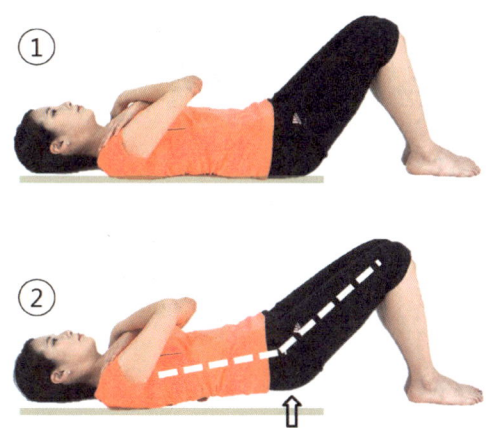

(a) 허리의 통증이 심하고 허리건강에 자신이 없는 사람이 제일 먼저 쉽게 시행할 수 있는 첫 단계 운동이다. 이 운동이 너무 쉬운 사람은 수파인 브릿지 운동 2로 넘어가면 된다.

(b) ①번과 같이 무릎을 세우고 바로 누운 자세에서 양팔을 가슴에 모으거나 몸 양옆의 바닥에 편하게 위치시킨다.

(c) ②번과 같이 엉덩이를 바닥에서 주먹 하나 정도 들어갈 정도로 띄우고 20초 이상을 유지한다. 익숙해지면 유지시간을 점점 더 늘린다.

- ①번 자세에서 복부 들이밀기로 힘을 준 상태에서 ②번 자세를 하게 되면 발전한 중심 근육 운동 효과를 얻을 수 있다.
- 통증이 악화되거나 새로운 증상이 발생하면 운동을 중단하고 국소 중심 근육 운동만 시행한다.

5) 수파인 브릿지(Supine bridge) 운동 2
(빈도: 하루에 2~3회, 1회 5~10번 반복)

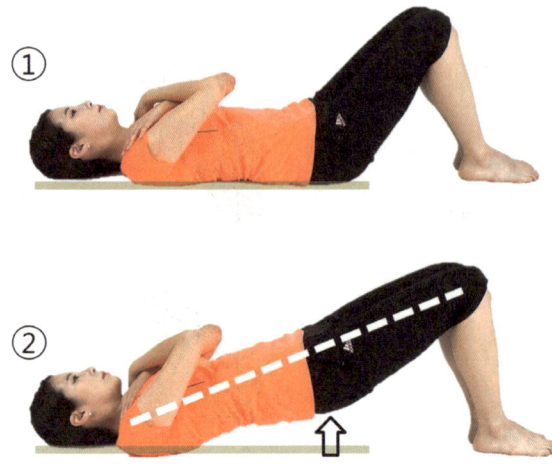

(a) ①번과 같이 무릎을 세우고 바로 누운 자세에서 양팔을 가슴에 모으거나 몸 양옆의 바닥에 편하게 위치시킨다.

(b) ②번과 같이 엉덩이를 들어 올린 자세에서 복부가 수축하도록 힘을 주어 20초 이상 유지한다. 익숙해지면 유지시간을 점점 더 늘린다.

- ①번 자세에서 복부 들이밀기로 힘을 준 상태에서 ②번 자세를 하게 되면 발전된 중심 근육 운동 효과를 얻을 수 있다.
- 이때, 골반이 사진의 일자선(흰색선)보다 위로 올라가는 것은 피한다.
- 통증이 악화되거나 새로운 증상이 발생하면 운동을 중단하고, 전 단계 운동으로 되돌아가거나 국소 중심 근육 운동만 시행한다.

6) 수파인 브릿지(Supine bridge) 운동 3
(빈도: 하루에 2~3회, 1회 5~10번 반복)

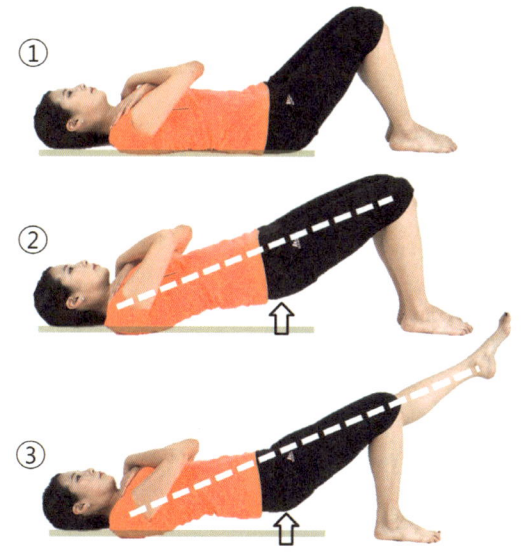

(a) 무릎을 세우고 바로 누운 자세에서 양팔을 가슴에 모으거나 몸 양옆의 바닥에 편하게 놓는다.

(b) ②번과 같이 엉덩이를 들어 올린 자세를 먼저 취하고, ③번과 같이 한 다리를 일자로 편 상태에서 몸을 20초 이상 유지한다. 양다리를 번갈아 가면서 시행한다.

- 이때, 골반이 사진의 일자선(흰색선)보다 위로 올라가는 것은 피한다.
- 통증이 악화되거나 새로운 증상이 발생하면 운동을 중단하고, 전 단계 운동으로 되돌아가거나 국소 중심 근육 운동만 시행한다.

04 허리 신전 운동

1) 서서 하는 허리 신전 운동
(빈도: 앉아서 일하는 경우 30분~1시간마다 시행, 그 외의 경우 2~3시간마다 시행.)

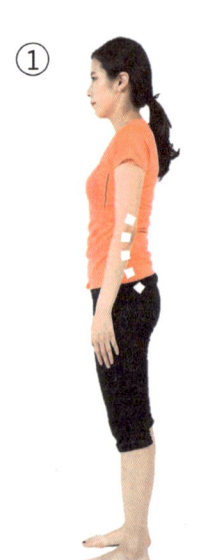
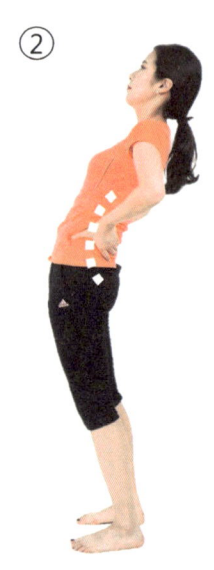

(a) ①번 그림과 같이 척추 중립 자세에서 가슴을 펴고 발을 어깨너비만큼 벌리고 편하게 선다.

(b) ②번 그림과 같이 허리를 뒤로 젖힌 상태에서 3~5초 정도 유지한다.

- 통증이 심하게 발생하지 않는 정도까지만 시행한다. 허리 신전 시 신경 통로가 좁아져 신경이 눌리거나 자극되어 통증이 심해질 수 있다.

2) 누워서 시행하는 허리 신전 운동
(빈도: 하루에 6회 시행, 적어도 3회)

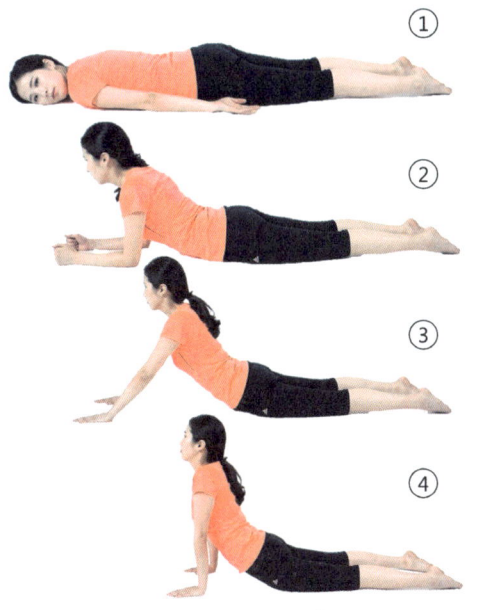

(a) ①번과 같이 고개를 한쪽으로 돌린 상태에서 양팔을 뻗어 몸 옆에 편하게 위치시키고 엎드려 눕는다. 깊은숨을 3회 크게 내 쉰 후에 부드럽게 호흡하면서 온몸에 힘을 빼 완전히 이완시킨다. 이 자세를 2~3분간 취한다.

(b) 엎드려 누운 자세에서 부드럽게 호흡하며, 양쪽 팔꿈치로 바닥을 지탱하여 상체를 세워 ②번과 같은 자세를 취하고 2~3분간 유지한다. 이후 ①번의 자세로 돌아간다. 부드럽게 호흡하며 몸을 완전히 이완시키고, 이를 2~3분간 유지한다.

- 이 자세를 취했을 때 통증이 심해지면, 누워서 시행하는 허리 신전 운동을 중단하고 의사와 진료 후 시행 여부를 결정해야 한다. 단, 통증이 몸의 중심 쪽으로 이동하면 운동의 효과가 좋은 것이니, 운동을 지속하며 다음 운동으로 진행한다. 〈예〉 허벅지 통증이 엉덩이 쪽으로 또는 장딴지 통증이 허벅지 쪽

으로 이동했을 경우)

(c) ②번 운동이 통증 없이 원활하게 잘 이루어지면, 처음 ①번 자세에서 ③번 자세와 같이 양 손바닥으로 바닥을 지탱하여 상체를 세운다. 이때 팔과 바닥은 60도 정도의 각도를 취하게 하고, 온몸에 힘을 빼 완전히 이완시킨 후 편하게 호흡한다. 이 자세를 2~3분간 유지하고 다시 ①번 자세로 돌아간다.

- 통증이 심해지거나 새로운 증상이 발생하면 ②번 운동만 시행한다. 단, 통증이 몸의 중심 쪽으로 이동하면 운동의 효과가 좋은 것이니 운동을 지속하며, 다음 운동으로 진행한다. (예〉 허벅지 통증이 엉덩이 쪽으로 또는 장딴지 통증이 허벅지 쪽으로 이동했을 경우)

(d) ①번 자세에서 ④번 자세와 같이 양 손바닥으로 바닥을 지탱하여 직각으로 상체를 세우고 온몸에 힘을 빼 완전히 이완시킨 후 편하게 호흡하며 3~5초간 이 자세를 유지한다. 그 후 다시 ②, ③번과 같은 자세로 돌아간다. 이 동작을 한 번 운동 시행 시 5~10회 반복한다. ④번 자세는 허리 척추에 많은 부하를 주기 때문에 꼭 시행하지 않아도 된다. 자가로 하는 운동 시에는 ③번까지의 자세만 취하는 것으로도 충분하다.

- 통증이 심해지거나 새로운 증상이 발생하면 ②, ③번 운동만 시행한다. 단, 통증이 몸의 중심 쪽으로 이동하면 운동의 효과가 좋은 것이니 운동을 지속한다. (예〉 허벅지 통증이 엉덩이 쪽 또는 장딴지 통증이 허벅지 쪽으로 이동했을 경우)

05 목 신전 운동

1) 목 신전 운동
(빈도: 30분~1시간마다 시행)

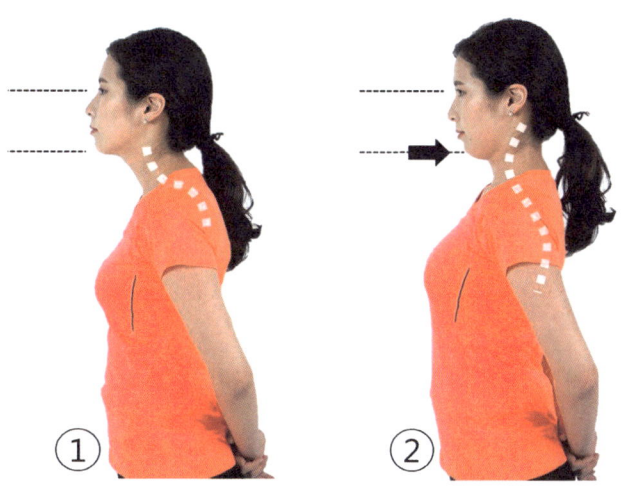

ⓐ 양발을 어깨너비 만큼 벌려 편하게 선 상태에서 또는 앉아 있는 상태에서 ①번 그림과 같이 열중쉬어 자세를 취하면서 가슴을 넓게 편다. 시선은 정면을 바라본다.

(b) ②번 그림과 같이 상태에서 턱을 최대한 몸쪽으로 잡아당긴다. 이때 시선은 그대로 정면을 향하고 머리만 뒤로 수평으로 평행하게 이동하는 것이 중요하다. 이 자세를 10~20초 정도 유지한다.

- 통증이 악화되거나 새로운 증상이 발생하면 운동을 중단하고 전문의와 상의한다.

06 목 중심 근육 운동

1) 수건을 이용한 목 중심 근육 운동
(빈도: 하루에 2~3회, 1회 5~10번 반복)

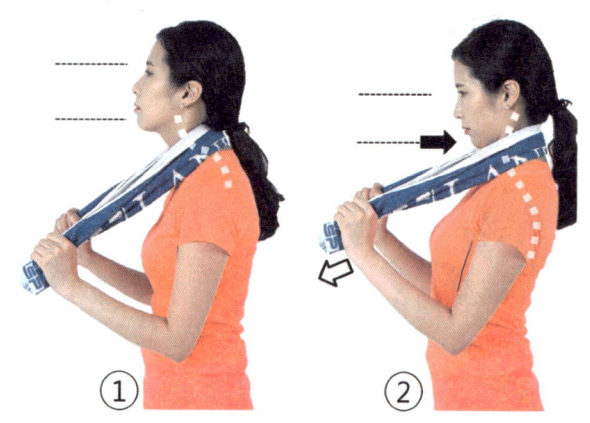

ⓐ 양발을 어깨너비만큼 벌려 편하게 선 상태에서 또는 앉아 있는 상태에서 ①번과 같이 수건을 목 뒤로 두른다. 시선은 정면을 바라본다.

ⓑ ②번과 같이 수건을 앞쪽으로 지긋이 잡아당긴 상태에서 턱을 최대한 몸쪽으로 잡아당긴다. 이때 시선은 그대로 정면

을 향하고 머리만 뒤로 수평으로 평행하게 이동하는 것이 중요하다. 이 자세를 10~20초 정도 유지한다.

- 통증이 악화되거나 새로운 증상이 발생하면 운동을 중단하고 목 신전 운동만 시행하거나 전문의와 상의한다.

2) 베개를 이용한 목 중심 근육 운동
(빈도: 하루에 2~3회, 1회 5~10번 반복)

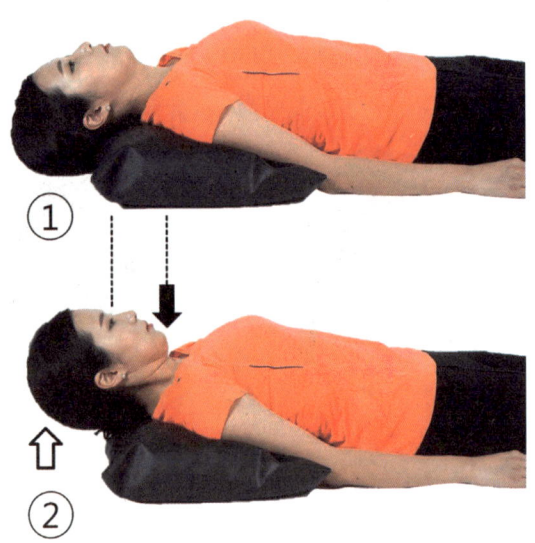

(a) ①번 그림과 같이 양어깨 밑에 베개를 위치시키고, 목에 힘을 빼서 바닥 쪽으로 머리가 자연스럽게 떨어지도록 하고, 이 자세를 5~10초 정도 유지한다. 이 운동은 목의 정상적인 전만 곡선을 위한 목 스트레칭 운동이다.

어지러움이 발생하거나 두통 등이 생기는 경우, 척추동맥

질환으로 인한 뇌경색이 발생할 위험이 있으므로 이 운동은 절대로 시행하면 안 된다. 통증이 악화되거나 새로운 증상이 발생하면 운동을 중단하고 목 신전 운동만 시행하거나 전문의와 상의한다.

(b) 목을 베개 뒤로 편하게 늘어뜨린 자세(①번)에서 턱을 몸쪽으로 잡아당겨 시선이 천장을 향하도록 하는 자세(②번)를 취하고 5~10초 정도 유지한다. 이때 눈은 똑바로 천장을 바라보는 자세를 취한다.

- 통증이 악화되거나 새로운 증상이 발생하면 운동을 중단하고 목 신전 운동만 시행하거나 전문의와 상의한다.
- 1)번 수건을 이용한 운동과 꼭 동시에 시행할 필요는 없다. 1) 또는 2) 운동 중 한 가지 운동만 해도 충분하다.

3) 침대를 이용한 목 중심 근육 운동
(빈도: 하루에 2~3회, 1회 5~10번 반복)

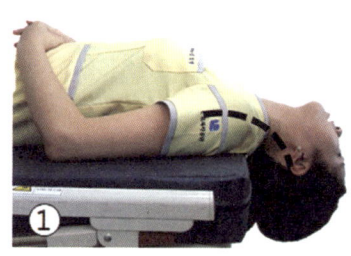 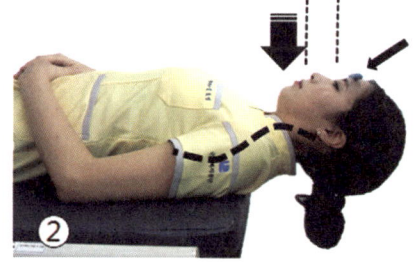

(a) 침대에 거꾸로 누워서 어깨를 침대의 가장자리에 위치시키고 가슴을 넓게 편다. 목에 힘을 빼서 바닥 쪽으로 머리가

자연스럽게 떨어지도록 하고 ①번과 같은 자세에서 5~10초 정도를 유지한다. 이 운동은 목의 정상적인 전만 곡선을 위한 목 스트레칭 운동이다.

- 어지러움이 발생하거나 두통 등이 발생하는 경우 척추동맥질환으로 인한 뇌경색이 발생할 위험이 있으므로 이 운동은 절대로 시행하면 안 된다. 통증이 악화되거나 새로운 증상이 발생하면 운동을 중단하고 목 신전 운동만 시행하거나 전문의와 상의한다.

(b) 목을 편하게 늘어뜨린 자세(①번)에서 턱을 몸쪽으로 잡아당겨 시선이 천장을 향하도록 하는 자세(②번)를 취하고 5~10초 정도 유지한다. 이때 눈은 똑바로 천장을 바라보는 자세를 취하여 이마에 볼펜을 올려놓았을 때(작은 화살표) 떨어지지 않아야 한다.

- 통증이 악화되거나 새로운 증상이 발생하면 운동을 중단하고 목 신전 운동만 시행하거나 전문의와 상의한다.
- 3)번 운동을 꼭 시행할 필요는 없다. 1), 2)번 운동이 쉽고 원활하게 잘 되는 사람만 시행한다. 1), 2), 3)번 운동 중 한 가지 운동만 해도 충분하다.

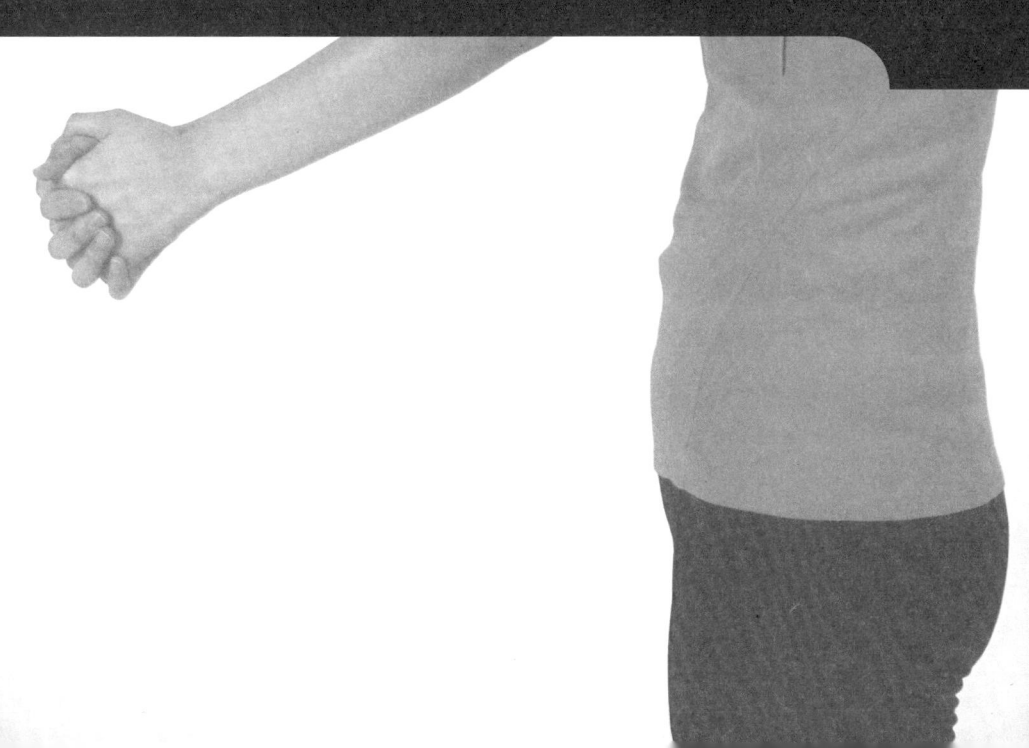

PART 6

100세 장수 시대, 척추 건강

01 증상 없는 골다공증이지만, 골절 발생하면 심각

- ✓ 골다공증 자체는 증상이 없지만, 이로 인해서 발생하는 골절은 심각한 후유증을 야기한다. 고관절 골절의 경우 5년 내 2명 중 1명이 사망하게 된다.
- ✓ 골다공증은 미리 예방하는 것이 중요하다.

허리가 아프거나 팔다리가 아파 내 진료실을 찾는 환자 중에는 골다공증으로 아픈 것이 아닌가 하는 질문을 하는 경우가 드물지 않게 있다.

결론적으로 말하자면 골다공증 자체는 통증이나 특별한 증상을 만들지 않는다. 세계보건기구 WHO는 골량의 감소와 미세구조의 이상을 특징으로 하는 전신적인 골격계 질환으로 뼈가 약해져서 부러지기 쉬운 상태가 되는 질환을 골다공증으로 정의한다.

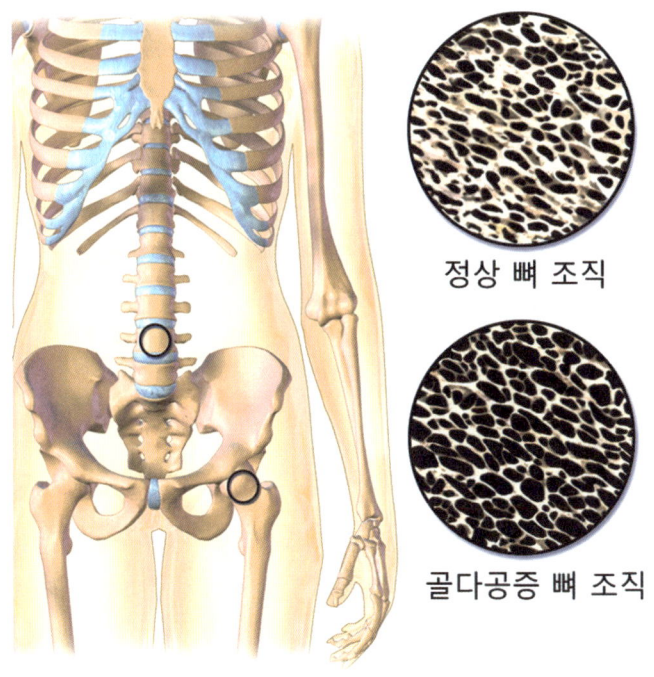

정상 뼈 조직

골다공증 뼈 조직

　우리의 몸의 모든 조직은 끊임없이 소멸하고 재생하는 과정을 겪게 된다. 뼈도 예외가 아니어서 딱딱한 나무토막처럼 생각해서 부러지지 않는 이상은 변화가 없을 것 같지만, 매년 전체 뼈의 20% 정도가 새로운 뼈 조직으로 대체된다. 의학적인 전문적인 용어로 표현하면 골 흡수와 골 생성을 반복하며 골 리모델링 과정이 일어나게 되는 것이다. 노화가 진행되고 호르몬 변화가 발생하게 되는 경우, 또한 뼈에 가는 스트레스나 부하가 줄어드는 경우 우리 몸은 골 흡수를 늘리고 골 생성을 줄이는 방향으로 골 리모델링을 하게 된다. 골 흡수가 골 생성에 비해서 많아지게 되면 당연히 뼈의 양은 줄어들게 되며, 심해지면 골다공증이 된다.
　골다공증 자체는 통증 등의 특별한 증상을 만들지는 않지만, 방치하게 되면 최고 사망까지 이르는 중대한 문제가 발생할 위험이 커지게 된다. 성수대교 붕괴, 삼풍백화점 붕괴, 세월호 사건 등의 안전사고들처럼 발생 직전까지 이상 없어 보이지만, 한 번 사고가 발생하면 그 파괴력과 고통은 매우 크다. 골다공증인 경우 정상 골밀도였다면 아무런 이상이 없을 작은 충격에도 고관절, 척추, 손목 등에 골절이 발생하게 된다.

최근 기대수명의 증가와 함께 레저 활동의 증가로 인하여 지속적으로 척추의 골다공증성 압박골절의 발생이 증가하고 있다. 경기도 안성지역의 40세 이상을 대상으로 한 국내 연구에서는 남성 11.9%, 여성 14.8%에서 척추 압박골절이 있다고 보고하였다.[24]

골다공증성 골절은 심각한 결과들을 야기하게 되는데, 척추골절의 경우 1년 사망률이 7%에 달하며, 사망률은 남자가 여자보다 2.2배 더 높은 것으로 보고된다.[25] 고관절 골절의 경우는 골다공증성 골절의 빈도가 다른 골절에 비해 상대적으로 낮지만, 발생 시에 사망률은 제일 높다. 고관절 골절이 발생한 사람들 2명 중 1명은 골절 전의 보행능력을 회복하지 못하며, 4명 중 1명은 오랜 시간 동안 병원이나 가정에서 보호를 받게 된다. 더욱 끔찍한 사실은 고관절 골절 환자 5명 중 1명은 폐렴 등 여러 원인으로 해서 1년 이내에 사망하며, 2명 중 1명은 5년 안에 사망하게 된다는 것이다.[26] 척추나 고관절에 골다공증성 골절이 발생하면 심한 통증은 물론이고

---

24 1. Shin, C. S. et al. The prevalence and risk factors of vertebral fractures in Korea. J. Bone Miner. Metab. 30, 183192 (2012).
25 1. Kim, T.-Y. et al. Trends of Incidence, Mortality, and Future Projection of Spinal Fractures in Korea Using Nationwide Claims Data. Journal of Korean Medical Science 31, 801805 (2016).
26 1. Lee, S.-R. et al. Morbidity and Mortality in Jeju Residents over 50-Years of Age with Hip Fracture with Mean 6-Year Follow-Up: A Prospective Cohort Study. Journal of Korean Medical Science 28, 1089 (2013).

많은 신체적 장애를 남기게 된다. 사망률 자체도 상당히 높아지게 되므로 골다공증이 발생하지 않도록 미리 예방하는 것이 매우 중요하다.

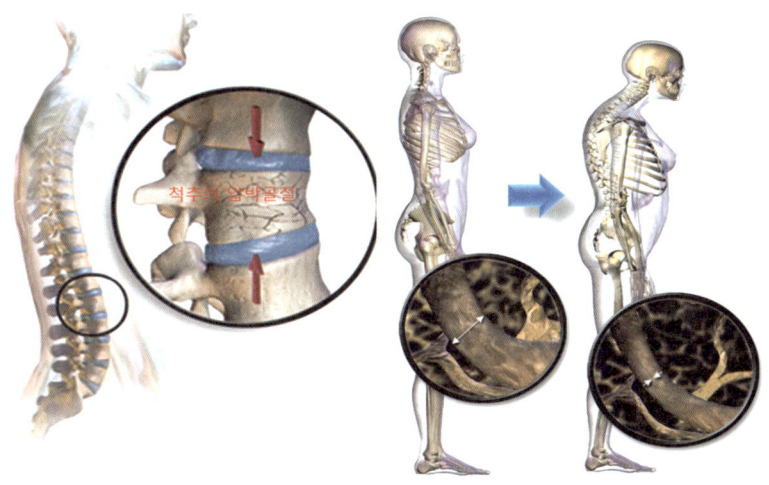

Q 골다공증 자체는 통증을 만들지 않는다. 골다공증은 뼈의 강도를 약화시켜 척추에는 압박골절을 만들게 되며, 척추에 압박골절이 여러 부위에 발생하게 되면 등은 앞쪽으로 굽게 된다.

02 골다공증성 골절의 위험요인과 T점수

- ✔ 골밀도 검사에서 T점수가 1씩 감소할 때마다 척추골절과 고관절 골절의 위험도는 2~3배 정도 증가하게 된다.
- ✔ 이전에 골다공증성 골절이 있었다면 그 자체로 새로운 골절의 강력한 위험요인이다.
- ✔ 과거에 특별한 이상이 없었더라도 65세 즈음에 골밀도 검사를 시행해 보는 것이 좋다.

보통 골밀도는 T점수 수치를 가지고 표현하게 된다. T점수는 인종, 성별이 같은 30세 정상 성인들의 골밀도의 평균치와 비교해서 절대적인 위험도를 나타내는 수치이다. T점수가 −2.5 표준편차 이상 떨어지게 되면 골다공증으로 진단한다.

	T점수(젊은 정상 성인 골밀도 평균치)와의 표준편차
정상	−1.0 이상
골감소증	−1.0~ −2.5
골다공증	−2.5 이하
심한 골다공증	−2.5 이하 + 골다공증성 골절

골밀도 검사의 T점수와 고관절 골절이나 척추골절의 위험성과의 상관관계는 잘 형성된다. 대략 T 점수가 1씩 감소할 때 마다 척추 골절과 고관절 골절의 위험도는 2~3배 정도 증가하게 되는데, 연령이 증가할수록 T점수 1점당 이 골절 위험도는 더욱 증가하게 된다.[27]

척추 압박골절이 있었던 병력은 다시 골절이 발생할 가능성에 있어서 가장 강력한 위험 인자이다. 재골절의 위험도는 골밀도에 따라 많이 달라지게 되는데, 척추에 압박골절이 있었던 사람 중 골밀도가 정상이었던 경우에는 이전에 척추의 압박골절이 없었던 사람들에 비해 4배 정도 재골절이 많이 발생하게 된다. 그러나 골밀도가 정상보다 낮았던 사람은 무려 25배나 더 많이 재골절이 발생하게 된다. 이전에 골절이 있었던 경험과 골밀도는 골절 위험성에 중요한 인자이다. 이전에 발생했던 골다공증으로 인해 발생한 척추나 고관절 골절은 그 자체로 굉장히 강력한 골절의 위험요인이 된다.

골다공증성 골절은 주로 척추, 고관절(대퇴골), 위팔뼈(상완골), 요골(노뼈)에서 발생한다. 여자들의 경우 50대 즈음에 폐경기가 찾아오게 되면 호르몬의 변화로 체내 칼슘 흡수에 이상이 발생하게 되어 골밀도가 급격히 저하된다. 이로 인해 골다공증성 골절이 많이 증가하게 된다. 남자들은 보통 70대 이후에 골다공증에 의한 골절이 잘 발생한다. 평생 골다공증으로 인한 골절이 발생할 확률은 여자는 10명당 3명, 남자는 10명당 1명으로 여자에게 골다공증성 골

---

[27] 1. Marshall, D., Johnell, O. & Wedel, H. Meta-analysis of how well measures of bone mineral density predict occurrence of osteoporotic fractures. BMJ 312, 12541259 (1996).1. Cummings, S. R., Bates, D. & Black, D. M. Clinical Use of Bone Densitometry: Scientific Review. JAMA 288, 18891897 (2002).

절이 3배 정도 더 많이 발생한다. 우리나라 50대 사람들의 향후 골다공증성 골절 발생 확률은 여자의 경우는 약 30%, 남자의 경우는 약 10% 정도 되며, 척추골절만 보면 여자 100명 중 21명, 남자 100명 중 7명은 살아가는 동안 척추골절을 경험한다고 한다.[28]

골다공증성 골절이 발생했을 경우 발생하는 신체적인 고통과 장애 그리고 높은 사망률은 미리 골다공증을 예방하고 발생 시 잘 치료하는 것이 얼마나 중요한가를 잘 알려준다.

골다공증에 대한 대부분의 임상지침에서는 특별한 이상이 없었던 경우라도 65세 즈음에는 골밀도 검사를 시행해볼 것을 권고하고 있다.[29]

---

28 1. Jang, S. et al. Medical Service Utilization with Osteoporosis. Endocrinology and Metabolism 25, 326 (2010).
29 1. Solomon, C. G., Black, D. M. & Rosen, C. J. Postmenopausal Osteoporosis. New England Journal of Medicine 374, 254262 (2016).

03 골밀도가 정상이어도 뼈가 약할 수 있다

✔ 골밀도 검사 수치는 뼈의 강도를 100% 정확하게 나타내지는 못한다.
✔ 골밀도 검사상 골다공증이 아니어도 골다공증성 압박골절이 발생할 수 있다.

59세의 한 여자 환자분이 골다공증이 없고 큰 외상이 없었음에도 척추에 압박골절이 발생하여 병원에 입원했던 적이 있었다. 본인은 골다공증이 없는데도 왜 허리 척추뼈가 내려앉았는지 의아해했었다. 결론적으로 말하자면 골밀도로 평가하는 골다공증이 없더라도 뼈의 질이 저하되어 있으면 척추뼈 압박골절이 발생할 수 있다.

골밀도 검사 수치는 뼈의 강도를 100% 정확하게 표현해 줄 수는 없다. 뼈의 강도는 뼈의 양과 질 두 가지에 의해서 결정된다. 특수부대 군인 50명이 보통 부대 군인 100명과 전투력이 비슷할 수 있는 것과 같이 뼈의 양만 많다고 해서 뼈의 강도가 좋아지는 것은 아니다. 뼈의 양도 많고 질도 좋을 때 뼈의 건강은 유지될 수 있다.

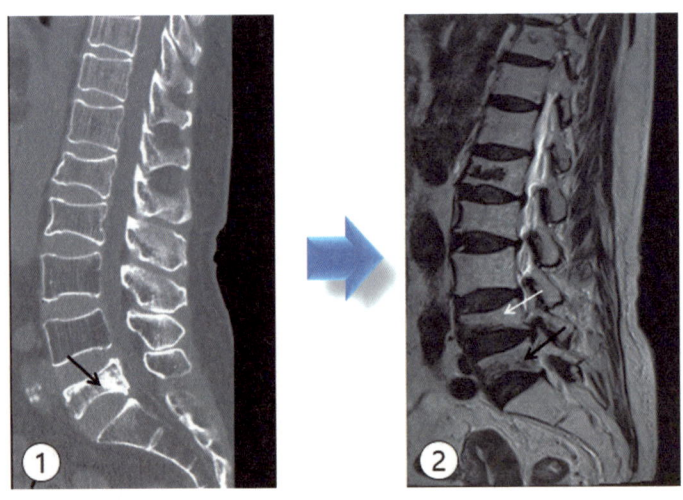

🔍 골밀도 검사상 T점수 -1.2로 골 감소증이었던 59세 여자 환자의 CT, MRI 사진이다. 처음 내원 시 특별한 외상이 없었음에도 요추 5번의 압박골절(검은 화살표)이 있었다(①번 사진). 4개월 후 특별한 외상 없이 요추 4번에 다시 압박골절(흰 화살표)이 발생하여(②번 사진) 심한 통증을 호소하였다.

골밀도 검사는 뼈의 양만을 나타내며 뼈의 질을 반영하지는 못한다. 뼈는 미네랄과 콜라겐으로 구성되어 있고 사람마다 뼈의 구조, 크기, 모양, 피질의 두께가 다 틀리다. 사람들은 일상생활을 하면서 운동을 하면서 일을 하면서 크고 작은 스트레스와 충격을 받게 된다. 이로 인해 전혀 느끼지 못하지만, 뼈에는 수없이 미세 골절이 발생하고 치유되는 과정을 겪게 된다. 현미경적으로만 관찰될 수 있는 미세 골절의 정도와 발생빈도 또한 사람마다 제각각이다. 이 모든 것이 복합적인 인자로 작용해서 뼈의 강도를 결정하게 되는데, 이 중에 골밀도 검사로 알 수 있는 것은 미네랄의 양뿐이다.

대부분의 병원에서 시행하고 있는 골밀도 검사는 엑스레이를 이용하는 이중에너지 방사선 흡수법이다. 비만으로 척추에 많은 하중이 갔었거나 퇴행성 변화가 심할 경우에는 척추뼈가 과골화(뼈가 커지는 것) 되는데, 이 경우 실제로 골다공증이 있어도 골다공증이 없는 것으로 나와 정확한 검사가 이루어지지 않는 경우도 많다. 그러나 현재 가장 편하고 저렴하게 이용할 수 있는 골밀도 검사임은 부인할 수 없다.

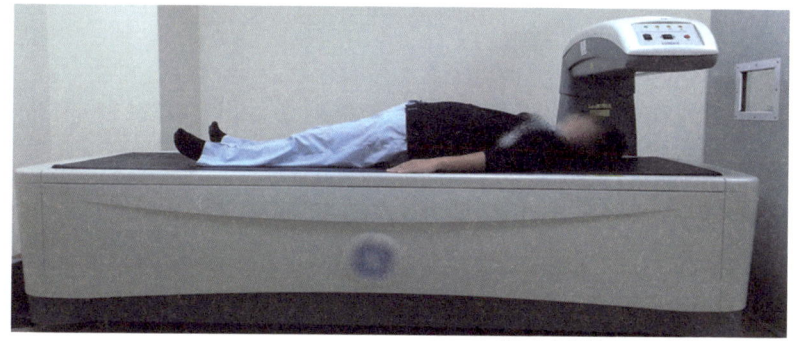

Q 골밀도 검사 장비

04 50대에 급격히 떨어지는 골량, 미리 예방이 중요

- 여자의 경우 폐경기에 접어드는 50대부터 골밀도가 급격히 떨어지기 시작한다.
- 골다공증 예방의 핵심은 올바른 식습관과 운동이다.

골밀도를 결정하는 것은 젊은 날 어느 시점까지 형성되는 최대의 골량과 노화 및 폐경으로 인해서 소실되는 골량이다. 출생 시의 골량은 일생 중에 가장 낮다. 성장하게 되면서 여러 요인에 의해서 영향을 받으며 골량이 증가하게 되고, 보통 30살이 되면 일생 중 최대의 골량에 도달하게 된다. 그리고 50살까지 약 20년 동안은 최대의 골량이 그런대로 유지되다가 여자의 경우 폐경기에 접어들면서 급격하게 골량이 떨어지고, 남자들은 노화와 호르몬의 변화로 세월이 흐르면서 점점 골량이 감소하게 된다. 여자들의 경우 폐경 이후 수년 동안은 일 년에 5%까지도 골량이 감소하게 된다.

골밀도를 잘 유지하기 위해서는 30대에 최고점에 이르게 되는 최대 골량을 높이고, 50대 이후에 소실되는 골량을 줄이면 된다. 30대의 최대 골량을 만들기 위해서는 어린 시절부터 칼슘과 비타민 D

의 적절한 영양 섭취와 적절한 운동이 있어야 한다. 건강한 골 생성에 영양분 공급도 중요하지만, 강하고 밀도가 높은 뼈로 리모델링되기 위해서는 어느 강도 이상으로 뼈에 부하를 주는 운동이 필수적이다. 근육 강화 운동, 유산소 운동 등의 활발한 육체적 활동이 이루어져야 한다.

여자들의 경우 폐경 이후 급격하게 골량이 감소하게 되므로 폐경기 전에 조깅, 계단 오르기를 포함하여 점프 동작을 자주 하게 되는 탁구나 테니스 등의 운동과 근력 운동을 이틀에 한 번꼴로 하루에 30~60분 정도는 시행해 주어야 한다.

골밀도에 영향을 주는 여러 요인 중에 유전적인 요인과 체내에서 일어나는 호르몬 변화는 개개인의 노력으로 바꿀 수 없다. 부모님이 작고 마른 체구에 골밀도가 낮았거나 골다공증성 골절이 있었던 경우, 또한 45세 이전에 조기 폐경이 있었던 경우에는 그 자녀들도 골밀도가 낮을 확률이 높다. 유전적인 요인은 골밀도에 최고 50%까지 그 영향을 줄 수 있다. 유전적 요인을 개인이 조절할 수는 없지만, 위험성을 인지하여 다른 조절 가능한 요인을 더 신경 써 잘 관리하면 된다.

여자들의 경우 초경과 폐경의 나이가 중요하다. 초경이 늦게 오거나 폐경이 조기에 발생한 경우 체내 에스트로겐의 양이 감소하는 효과를 주어 골밀도에 악영향을 준다. 에스트로겐은 골 흡수를 줄이게 하는 호르몬이다. 에스트로겐이 체내에 부족하면 골 흡수가 늘어나게 되어 골밀도는 떨어지게 된다. 체내 호르몬의 변화로 인해 발생하는 초경과 폐경도 개개인이 조절하기 힘든 요인이다.

골밀도에 영향을 주는 요인 중 조절이 가능한 요인에는 칼슘, 비타민 D 섭취를 포함한 영양, 육체적 활동, 흡연, 음주 등의 생활습관, 체중, 약제 등이 있다. 이 조절 가능한 요인들을 잘 관리하는 것이 골다공증을 예방하는 방법이 된다. 골다공증 예방을 위한 핵심을 두 가지로 요약하자면 음식조절과 운동이다.

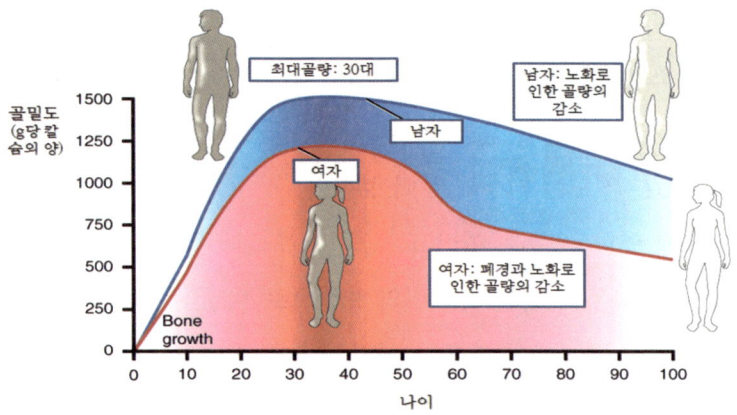

Q 나이에 따른 골밀도의 변화는 30살에 최대 골량에 도달하게 되며, 이후 약 20년 동안은 최대 골량을 유지하게 된다. 50대가 되었을 때 여자는 폐경으로 인해 급격한 골량감소를 경험한다.

05. 뼈의 건강에 중요한 칼슘

- ✔ 칼슘은 뼈의 형성에 중요한 영양 성분으로 보통 사람은 하루에 700~800mg 정도를 섭취해야 한다.
- ✔ 우리나라 사람들의 칼슘섭취량은 적정량의 2/3 수준이다. 하루에 우유 1팩 정도만 섭취하면 적정량을 대략 충족시킬 수 있다.

칼슘은 건강한 뼈의 강도와 직결되는 영양 성분으로 칼슘섭취는 건강한 골밀도 유지를 위해서 매우 중요하다. 아무리 운동을 많이 하고 금연, 금주를 하여 체내의 건강 환경을 좋게 만든다고 해도 뼈를 형성시켜주는 기본 성분인 칼슘이 부족하면 다 소용없는 일이다.

2015년 한국영양학회에서 발표한 한국인 영양소 섭취기준에서 권고하는 성인 1일 칼슘섭취량은 하루에 700~800mg이며, 골 대사 국제 학회의 권고량은 하루에 1,000~1,200mg이다. 더구나 칼슘은 성장기의 청소년들에게 건강한 골격 구조 형성과 성장에 필요한 주요 영양소이며, 일생의 최대 골밀도에 커다란 영향을 미친다. 따라서 충분한 양의 칼슘섭취가 필요하여, 12~14세의 청소년의 경

우 하루에 900~1,000mg의 칼슘이 필요하다.[30]

그러나 우리나라 질병관리본부에서 시행한 국민건강영양조사 결과를 참고하면, 우리나라 국민의 칼슘섭취량은 필요량의 2/3 수준으로 하루 적절한 칼슘섭취량을 100%로 보았을 때, 남자는 75%, 여자는 64% 섭취량을 나타내고 있었다. 또한, 우리나라 국민 4명 중 3명은 칼슘을 평균 필요량보다 적게 섭취하는 것으로 나타났는데, 우유 섭취량이 적은 고령군과 성장기 더 많은 칼슘섭취가 필요한 10대 청소년에서 특히 섭취량이 부족하였다.

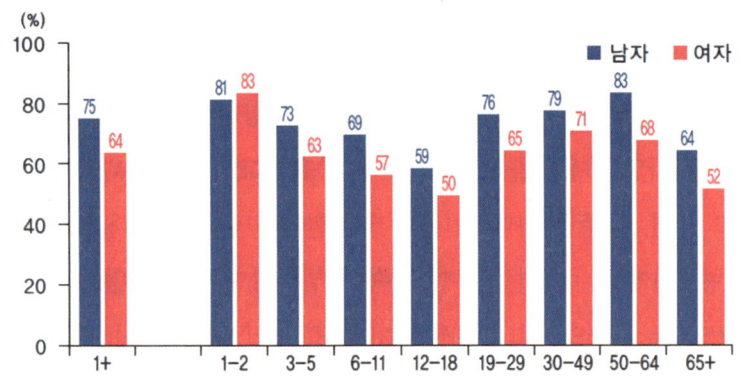

Q 2015년 질병관리본부에서 발표한 국민건강영양조사, 가로축은 나이를 나타내는데, 전 연령에 걸쳐서 칼슘섭취가 부족한 것을 보여준다. 100%가 정상적인 하루 칼슘섭취량이다.[31]

---

30 2015 한국인 영양소 섭취기준, 한국영양학회
31 2015 국민건강영양조사, 질병관리본부

우유, 어류, 해조류, 두부, 녹황색 채소에 칼슘이 많이 함유되어 있어 뼈의 건강에 좋다. 그러나 보통 많은 문헌에서 칼슘섭취량을 mg로 표현하기에 보통 사람들은 어느 정도의 양을 먹어야 하는지에 대해서는 잘 알지 못한다. 보통 사람들이 알기 쉽게 표현해 보자. 우유 1컵에는 대략 200~300mg 정도의 칼슘이 함유되어 있다. 요플레 1개에는 150~300mg, 치즈 1장에는 120mg, 아몬드 20개에는 60mg, 브로콜리 한 컵에는 180mg, 두부 한 모에는 600mg, 큰 피자 1조각에는 350mg, 뱅어포 1장에는 150mg의 칼슘이 함유되어 있다.[32] 보통 성인 1명이 하루에 칼슘 강화 우유 1팩만 먹어도 한국영양학회에서 권고하는 칼슘섭취량은 대충 맞출 수 있다.

그러나 식품에 칼슘이 아무리 많아도 체내로 흡수되지 않고 몸 밖으로 배출된다면 아무 소용이 없다. 우유는 칼슘의 체내 흡수율이 53%에 달해 38%인 어류, 25% 정도인 멸치 같은 다른 식품에 비해서 흡수율이 제일 높은 식품이다. 비타민 D, 유당, 탄수화물(밥)은 칼슘이 체내에 잘 흡수되도록 도움을 준다. 그러나 지방, 카페인, 흡연, 음주, 짠 음식, 섬유소는 칼슘의 흡수를 방해한다.

체내 칼슘이 과다하게 되면 신장 결석이나 변비 등의 증가할 수 있다. 영국의 한 연구에서는 칼슘 섭취가 심근경색의 위험성을 높인다고 보고하기도 하였지만, 이것에 대한 의학적 근거가 명확하지 않은 상황으로 너무 신경 쓰지 않아도 좋을 듯하다. 칼슘의 섭취는 음식을 통해서 하는 것이 제일 좋지만, 여의치 않다면 칼슘 제제를

---

32 2. Table Ciqual de composition des aliments, ANSES (French agency for food, environmental and occupational health and safety), France, 2013

복용해도 괜찮다. 다만 칼슘 제제를 복용할 때는 하루에 여러 번 나누어 복용하는 것이 좋다.

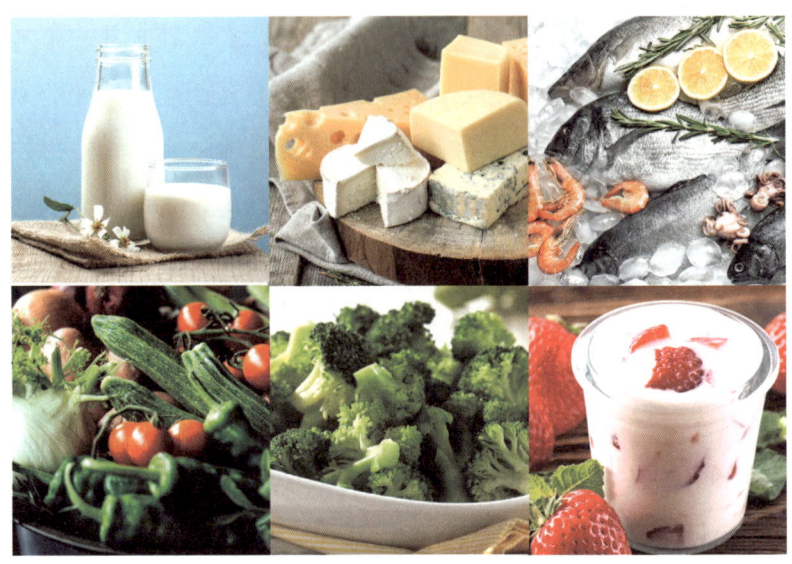

🔍 우유, 치즈, 요플레 등의 유제품, 어류, 녹황색 채소 등의 식품에는 칼슘이 많이 함유되어 있다. 특히 우유를 비롯한 유제품의 경우는 칼슘의 체내 흡수율 또한 우수하다.

06 뼈의 건강에 중요한 햇빛 비타민

- 비타민 D는 뼈의 건강에 칼슘만큼 중요한 역할을 담당한다. 비타민 D는 햇빛을 받아 피부에서 합성되거나 영양섭취로 공급된다.
- 우리나라 사람들의 비타민 D 부족은 심각하다. 이틀에 한 번꼴로 30분 정도는 햇볕을 쬐는 것이 좋다. 또한, 고등어, 연어, 우유 등을 섭취하여 비타민 D의 섭취를 늘려야 한다.

비타민 D는 골밀도에 있어서 칼슘만큼이나 중요한 역할을 담당한다. 비타민 D는 음식을 섭취했을 때 체내로 칼슘과 인을 흡수시키는 역할을 하며, 뼈의 무기질화에 관여하여 골밀도를 증진시킨다. 여러 연구에서 실제로 비타민 D를 충분히 섭취하게 되면 낙상과 골절의 위험을 20~30% 정도 줄일 수 있다고 보고하고 있다. 뼈에 대한 영향 말고도 비타민 D가 부족할 경우 심혈관질환, 당뇨, 감염, 자가면역질환의 위험성을 증가시키는 것으로 몇몇 연구들에서 보고하고 있다.

우리나라 사람들의 체내 비타민 D 수치는 매우 부족한 상황이다. 정상적인 체내 비타민 D의 양은 50~100ng/mL이다. 엄격한 체내 비타민 D 기준(75ng/ml)을 적용했을 경우 남자들의 87%, 여자들의 93%에서 비타민 D가 부족하다. 다소 완화된 기준(50ng/ml)을 적용했을 때도 남자의 65%, 여자의 80%에서 비타민 D가 부족하다. 재미있는 사실은 고연령일수록 비타민 D의 부족이 많을 거라는 보통 사람들의 생각과는 다르게 20대에서 비타민 D의 부족이 가장 많다는 것이다.[33]

체내 비타민 D의 대부분은 (최대 90%까지) 햇빛을 받아 피부에서 형성되며, 또한 우유, 어패류, 채소류 등의 영양섭취를 통해서도 이루어진다. 우리나라는 사계절이 있어 햇볕을 많이 쬐기 힘든 계절이 있으며, 최근 햇볕이 없는 실내에서 주로 이루어지게 되는 근로활동과 생활방식이 주류를 이뤄 실외활동이 줄어들었으며, 실외에서도 자외선 차단제 등을 바름으로 인해 햇빛을 통한 비타민 D 합성이 여의치 않아 부족현상이 나타나는 것으로 생각된다. 실제로 실외에서 일하는 사람들에서 체내 비타민 D의 부족현상이 적다.

점심시간 산책하고 있던 한 병원 직원에게 뭘 하고 있냐고 물었더니 태양으로부터 오는 자연 비타민 D를 복용하고 있다는 재미있는 말을 하였다. 그 표현이 재미있어 웃었던 기억이 난다. 실내에서 사무직으로 일하는 대부분의 사람들은 낮에 햇빛 보기가 쉽지 않은 것이 사실이다. 최근에는 많은 사람이 적절한 일광욕이 좋다는 사실은 알고 있지만, 어느 정도 햇볕을 쬐야 하는지는 잘 알지 못한다. 보통 뜨거운 한여름에 반바지 반소매 차림에 20분 정도 직사광선을 쬐면 500ug(20,000IU)의 비타민 D가 생성된다고 한다.[34] 참고

---

33 1. Choi, H. S. Vitamin D Status in Korea. Endocrinol Metab (Seoul) 28, 1216 (2013).
34 1. Thacher, T. D. & Clarke, B. L. Vitamin D insufficiency. in Mayo Clinic Proceedings 86, 5060 (Elsevier, 2011).

로 1,000IU는 25ug이다. 자연 햇빛 비타민 D를 위해서 햇볕을 쬐는 양은 이틀에 한 번꼴로 15~30분 정도면 된다. 노화가 진행되면서 피부에서의 비타민 D 합성 능력이 저하되므로 나이를 먹을수록 햇볕 쬐는 시간이 더 늘어나야 한다. 그러나 막무가내로 햇볕을 오래 쬐게 되면 피부의 노화가 빨라지고 피부암의 위험성이 높아지게 된다.

햇볕을 쬐는 양이 부족하다고 느끼면 비타민 D가 함유된 음식으로도 흡수할 수 있다. 홍연어, 고등어, 정어리, 참치, 갈치 등의 생선과 달걀, 치즈, 버섯류 등에는 비타민 D가 풍부하다. 한국영양학회에서 우리나라 성인에게 권장하는 하루에 섭취해야 할 비타민 D의 양은 0세~11세까지는 5ug/일, 12~64세까지는 10ug/일, 65세 이상은 15ug/일이다. 너무 과한 것도 좋지 않아 상한섭취량을 0세~11세까지는 25~60ug/일, 12세 이상은 100ug/일로 권고하고 있다.[35] 미국에서는 50세 이상의 성인들에서 20u~25ug의 비타민 D 섭취를 권장하고 있다. 식품으로 보자면, 두유 1컵(250mL)에는 3ug, 우유 1컵(250mL)에는 2.5ug 고등어 100g에는 8ug, 연어 100g에는 18ug, 참치 100g에는 6.5ug의 비타민 D가 함유되어 있다.[36] 매일 25ug(1,000IU)의 비타민 D를 2~3개월 복용하면 혈중 비타민 D를 10ng/mL 정도 향상시킬 수 있다.[37]

건강한 골밀도를 위해서는 칼슘과 비타민 D가 풍부한 식품을 매일 2회 이상 섭취해 주는 것이 좋다. 칼슘과 비타민 D가 풍부한 먹

---

35 2015 한국인 영양소 섭취기준, 한국영양학회
36 USDA National Nutrient Database for Standard Reference
37 1. Heaney, R. P., Davies, K. M., Chen, T. C., Holick, M. F. & Barger-Lux, M. J. Human serum 25-hydroxycholecalciferol response to extended oral dosing with cholecalciferol. Am. J. Clin. Nutr. 77, 204210 (2003).

기 편한 음식은 우유, 요구르트, 어류, 해조류 등이 있다. 음식은 싱겁게 먹고 과다한 단백질이나 섬유소의 섭취는 피한다. 녹황색 채소, 과일, 콩, 두부 등의 섭취를 충분히 하고, 흡연자라면 당연히 금연을 해야 하고, 술은 하루 1~2잔 정도로 줄이고, 탄산음료와 커피 섭취를 줄여야 하겠다.

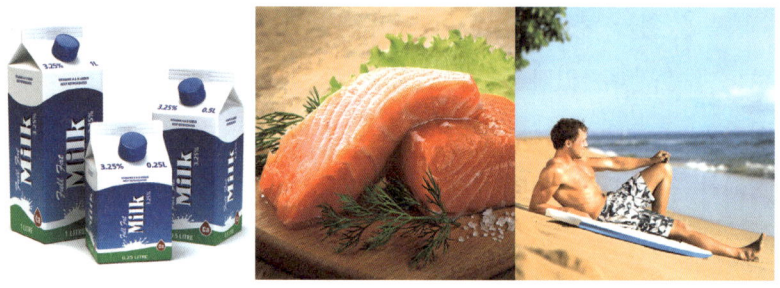

🔍 건강한 뼈를 유지하기 위해 유용한 음식과 햇볕 쬐기: 우유에는 칼슘과 비타민 D가 많이 함유되어 있으며, 연어에는 비타민 D가 많이 함유되어 있다. 비타민 D 대부분은 햇볕에서 오는 자외선을 이용하여 피부에서 합성된다.

07 골다공증 예방과 치료, 걷기로는 부족하다

- ✔ 체중 부하가 이루어지는 운동이 골밀도 향상에 도움이 된다. 체중 부하 운동 없이 자전거와 수영 운동만 하면, 오히려 골밀도가 저하된다.
- ✔ 걷기가 좋은 유산소 운동임은 틀림없지만, 골밀도 향상에는 거의 도움이 되지 않는다. 근력이 좀 더 소모되는 계단 오르기, 조깅, 등산 등의 운동을 시행해야 골밀도를 향상시킬 수 있다.

육체적 활동과 골밀도 사이에는 아주 밀접한 관계가 있다. 건강한 뼈 강도와 구조를 위해서는 운동이 매우 중요하다. 질병으로 병원에서 6개월 정도 침대에 누워 안정을 취하면 뼈 무게의 1/3이 소실되며, 우주 비행사는 중력이 없는 우주에서 생활하는 경우 근력을 사용하는 활동을 열심히 함에도 1주일에 1%, 1개월에 2~4% 정도씩 뼈의 양이 감소한다.[38] 또한, 프로테니스 선수들의 팔의 골밀도를 비교해 보면 라켓을 사용하는 팔이 라켓을 사용하지 않는 팔

---

38 1. Spector, E. R., Smith, S. M. & Sibonga, J. D. Skeletal Effects of Long-Duration Head-Down Bed Rest. Aviation, Space, and Environmental Medicine 80, 2328 (2009).1. Dittmer, D. K. & Teasell, R. Complications of immobilization and bed rest. Part 1: Musculoskeletal and cardiovascular complications. Canadian Family Physician 39, 1428 (1993).

에 비해서 30% 정도 골량과 골밀도가 높게 측정된다.[39]

뼈의 강도와 구조를 향상시키기 위해서는 뼈에 일정 부하 이상의 자극, 즉 스트레스를 주어야 한다. 뼈에 스트레스를 주는 가장 기본적인 것은 체중이다. 체중이 많이 나가면 당연히 뼈에 많은 힘이 실리게 되어 뼈는 튼튼해진다. 실제로 체구가 왜소하고 마른 사람들에서 골다공증이 잘 발생하며 골다공증성 골절도 많이 발생한다. 왜소한 여성이 체중 부하운동이나 근력운동까지 싫어하면 폐경이 지나면서 골다공증의 발병 위험성은 매우 높아진다. 이런 분들이 어두운 길을 걷다가 미끄러져 엉덩방아를 찧거나 손으로 땅을 짚게 되면서 척추에 압박골절이 발생하고 팔의 뼈가 부러지는 것이다.

물론, 체중이 많은 것이 골밀도에 유리하다고 해서 비만을 만들어서는 안 된다. 벼룩 한 마리 잡기 위해서 초가삼간을 태워서는 안 된다. 비만이 몸에 만드는 대사증후군, 당뇨병, 관절염, 디스크 등 여러 가지의 악영향은 골다공증으로 오는 위험성을 훨씬 더 초월한다. 그러므로 본인의 키에 걸맞은 적당한 몸무게를 유지하는 것이 중요하다.

자전거와 수영 같은 유산소 운동은 심혈관계통의 건강에 분명 좋은 것 맞지만, 체중을 싣지 않기 때문에 골밀도 증가에는 도움이 되지 않는다. 다른 운동은 하지 않고 이 운동들만 했을 때는 오히려 골밀도를 감소시키게 될 것이다.[40] 사이클 운동선수들은 보통 사

---

39 1. Sanchis-Moysi, J., Dorado, C., Olmedillas, H., Serrano-Sanchez, J. A. & Calbet, J. A. L. Bone and lean mass inter-arm asymmetries in young male tennis players depend on training frequency. European Journal of Applied Physiology 110, 8390 (2010).
40 1. Hind, K. & Burrows, M. Weight-bearing exercise and bone mineral accrual in children and adolescents: a review of controlled trials. Bone 40, 1427 (2007).

람들보다도 낮은 골밀도와 높은 골절 위험도를 보인다는 연구 보고도 있었다.[41] 걷기 운동은 대퇴골의 골밀도 향상에 약간의 도움이 되지만, 척추 골밀도에는 도움이 되지 않는다. 계단 오르기, 줄넘기, 조깅, 등산, 점프 동작이 자주 있는 탁구, 테니스, 배드민턴 등 좀 더 역동적인 운동과 근력운동을 해야 골밀도가 향상되어 뼈가 튼튼해진다.

효과 정도	운동 종류
높은 골밀도 향상	테니스, 댄스, 농구, 배구, 축구, 탁구 고강도의 에어로빅, 배드민턴
중등도 골밀도 향상	조깅, 달리기, 빨리 걷기, 근력운동, 저항성 운동, 계단 오르기, 등산
낮은 골밀도 향상	걷기, 산책, 필라테스, 요가, 태극권
효과 없음	수영, 자전거

---

41 1. Nichols, J. F. & Rauh, M. J. Longitudinal changes in bone mineral density in male master cyclists and nonathletes. J Strength Cond Res 25, 727734 (2011).

08 노인은 운동을 어떻게 시행해야 하나?

- ✔ 뼈 건강을 위한 운동은 보통 성인들의 경우 최소한 1주일에 3일 이상, 1회 시행 시 30~60분을 시행해야 한다.
- ✔ 노인들의 경우 평상시 신체활동의 정도에 따라 점진적으로 서서히 운동량을 늘려나가야 한다.

보통 성인들의 경우 뼈 건강을 위해서 체중 부하 운동은 최소한 1주일에 3~5일, 한 번 시행 시 30~60분 이상을 시행해 주어야 하며, 근력운동은 일주일에 2~3회 정도 시행해 주는 것이 좋다.[42]

관절염 등의 특별한 문제가 없다면, 달리기 등의 체중 부하운동은 많이 할수록 뼈나 온몸의 건강에 유익하다. 폐경기 여성이 칼슘을 충분히 복용하면서 조깅, 계단 오르기, 산책의 운동을 9개월만 시행하게 되면 척추 골밀도가 5% 정도 증가하게 된다. 또한, 65세 이상의 달리기 선수의 경우 수영선수보다 골밀도가 더 높게 측정된다.[43]

---

42 1. Kohrt, W. M. et al. American College of Sports Medicine Position Stand: physical activity and bone health. Med Sci Sports Exerc 36, 19851996 (2004).
43 1. Velez, N. F. et al. The effect of moderate impact exercise on skeletal integrity in master athletes. Osteoporos Int 19, 14571464 (2008).

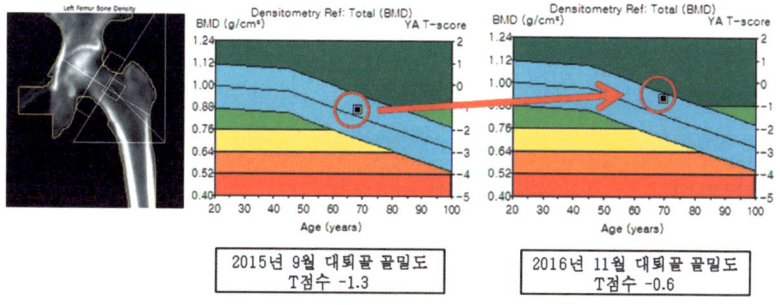

Q 동네에 있는 낮은 산을 일 년 동안 한 주에 1~2회 등산하면서 골밀도가 호전된 69세 여자 환자의 골밀도 검사 소견, 1년 안에 T점수가 -1.3에서 -0.6으로 호전되었다.

운동량에 대한 권고를 이렇게만 설명하면 보통 실제로 골다공증이 많이 발생해 있는 노인들의 경우에는 운동을 따라서 하기가 쉽지 않다. 노인들의 경우 신체기능이 많이 저하된 상태이기 때문에 알맞은 운동 기준이 필요하다. 게다가 평생 운동에 대한 습관이 형성되어 있어 운동을 거의 하지 않으며 살아왔던 분들과 나름대로 신경 써서 운동을 해온 분들에게 운동 가이드 라인은 달라야 한다.

신체활동이 많이 없었던 노인들의 경우에는 일단 일과 중 텔레비전을 보며, 책이나 신문을 보며 그냥 앉아 있는 시간을 줄이는 것부터 시작해야 한다. 엘리베이터 대신 계단을 이용하거나 마트에서 쇼핑을 하면서 걷는 시간을 늘려가는 것이 좋다. 하루에 5~10분씩을 걷는데, 여러 번 하면 된다. 그리고 이후 운동량은 점진적으로 아주 서서히 늘려나가는데, 운동량으로 일주일에 5% 이상은 늘리지 않도록 하며, 종국에는 하루에 30분 정도씩 유산소 운동, 근력운동, 균형운동 등을 중등도로 시행하는 정도까지만 늘려가면 된다.[44] 이런 정도로 골밀도의 향상이 있을 것이며, 낙상의 위험이 줄어들어 골절 발생 위험은 줄어들게 될 것이다.

 운동을 어느 정도 해왔던 노인들의 경우에는 운동을 시작할 때 항상 가볍게 걷기 등을 5분 정도 시행하고 10분 정도 스트레칭 운동을 시행한다. 아령이나 바벨을 이용한 근력 운동 시 2~4초에 정도 숨을 내쉬면서 물건을 들어 올리고, 4~6초 정도 숨을 들이쉬면서 물건을 내려놓는다. 보통 1세트에 8~15번 들어 올리고 세트 사이에 1~2분 정도를 쉬고, 총 1~2세트를 시행한다. 무게는 한 달에 1번을 초과해서는 올리지 않는다. 1주일에 적어도 2~3회 정도는 근력운동을 시행해 주어야 효과가 있다.[45]

---

44 Brunker & Khan's et al. Clinical Sports Medicine, 4th, The McGraw-Hill
45 1. Stiggelbout, M., Popkema, D., Hopman-Rock, M., de Greef, M. & van Mechelen, W. Once a week is not enough: effects of a widely implemented group based exercise programme for older adults; a randomised controlled trial. J Epidemiol Community Health 58, 8388 (2004).

09 스테로이드가 골다공증을 만든다

- ✔ 스테로이드 약물은 뼈의 건강을 저하시킨다.
- ✔ 질병으로 인하여 스테로이드의 장기적 사용이 불가피할 경우 영양섭취와 운동을 통해 골다공증을 미리 예방해야 한다.

책의 앞부분에 스테로이드는 잘 사용하면 '명약'이 되고, 잘못 사용하면 '독약'이라는 말을 언급하였다. 스테로이드는 강력하게 염증을 억제하기 때문에 염증성 반응으로 통증을 만들어내는 관절염, 염, 허리디스크, 힘줄 손상, 인대 손상 등의 근골격계 질환과 천식, 루프스 등의 자가면역질환, 염증성 질환, 피부질환 등에 먹는 약이나 주사 형태로 자주 사용된다. 스테로이드의 부작용에는 비만, 불임, 당뇨병, 고혈압, 녹내장, 백내장, 우울증, 위염, 위궤양, 부종, 심장질환, 근육 마비, 대퇴골의 무균성 괴사, 안면홍조, 피부 건조감, 지방위축, 지방간, 피부탈색 등이 있는데, 스테로이드 약제는 골 형성을 억제하고 골의 흡수를 증가시키기 때문에 뼈의 강도에 좋지 않은 영향을 주게 된다.

스테로이드에 의한 골다공증은 노화나 폐경에 의해서 발생하는 골다공증을 제외한 이차성 골다공증의 가장 큰 원인이다. 전체 골다공증의 1/4이 스테로이드 약물 사용에 의한 것이라는 보고도 있다. 천식, 관절염 등 여러 가지 원인으로 해서 복용하게 되는 스테로이드 약물로 인해서 골다공증이 발생하는 것이다. 단기간의 스테로이드 복용은 뼈의 건강에 큰 영향을 주지 않지만, 과한 경우에 부작용이 발생하게 된다. 하루 5mg 정도(1알 정도)의 스테로이드를 3~6개월 정도 복용하게 되면 골의 강도가 떨어지고 골절 위험성이 증가하게 된다. 골절의 위험성은 스테로이드 용량과 복용 기간에 비례하여 증가하게 되는데, 6개월 이상 스테로이드 치료를 받은 환자의 약 절반에서 골다공증이 발생한다는 보고도 있다. 또한, 1년 동안 지속적으로 스테로이드 치료를 받은 천식환자들 10명 중 1명에서 골절이 발생한다는 보고가 있다. 스테로이드 치료를 중단하게 되면 보통 골절 발생률은 다시 감소한다.[46]

천식, 자가면역질환 등의 만성 질환으로 인해 스테로이드를 장기간 어쩔 수 없이 써야 할 경우가 많다. 이런 경우에는 앞서 설명했던 다른 인자들에 신경을 더 많이 써야 한다. 금연, 금주는 기본이고 뼈에 적절한 스트레스를 줄 수 있는 계단 오르기, 등산 등의 운동도 꾸준히 해주고, 충분한 칼슘과 비타민 D 섭취를 함으로써 골다공증을 최대한 예방해야 하겠다.

---

46 1. Grossman, J. M. et al. American College of Rheumatology 2010 recommendations for the prevention and treatment of glucocorticoid-induced osteoporosis. Arthritis Care Res 62, 15151526 (2010).

10. 골다공증약 복용 언제부터 시작해야 하나?

> ✓ 이전에 고관절이나 척추 골절이 있었던 여성의 경우, 골밀도 검사상 T점수가 −2.5 이하로 골다공증으로 진단된 경우, T점수가 −1~−2.5 사이로 골 감소증에 해당하지만, 골절의 위험도가 높은 경우에는 골다공증약을 먹는 것이 좋다.
>
> ✓ FRAX라고 하는 세계보건기구에 의해 개발된 골절 위험도 예측 프로그램이 있다. www.shef.ac.uk/FRAX 이 사이트에 접속하여 나이, 체중, 키 등 기본 정보들을 입력하면 향후 10년 동안에 골절 위험도를 알려준다.

골다공증은 골밀도 검사상 T점수가 −2.5 미만인 경우에 진단된다. 그렇지만 골다공증약을 복용하는 것은 꼭 골다공증으로 진단되었을 때에만 복용을 시작해야 하는 것이 아니다. 여기에서 골다공증약은 뼈의 건강에 좋은 칼슘과 비타민 D 제제는 제외한 골 흡수억제제와 골 흡수촉진제를 의미한다는 것을 일단 알아두자. 칼슘제재와 비타민 제제는 골다공증과 상관없이 건강식품으로 효도식품으로 많은 성인이 복용하고 있다.

그럼 언제 골다공증약을 복용해야 할까? 미국 골다공증 협회에서는 이전에 고관절이나 척추에 골절이 있었던 경우(이 경우 골절이란 외상이 없이 저절로 발생했거나 보통 사람들에게 골절을 일으키지 않을 가벼운 외상으로부터 발생한 골절을 말한다), 골밀도 검사상 T 점수가 -2.5 이하로 골다공증으로 진단된 경우, 또는 T점수가 -1~-2.5 사이로 골 감소증에 해당하지만, 골절의 위험도가 큰 경우(향후 10년 동안 고관절 골절 발생 위험이 3%, 주요 골다공증성 골절 발생 위험이 20% 이상)에는 골다공증약을 복용하는 것을 권고하고 있다.[47]

물론 위의 경우 골다공증약만 복용하는 것은 아니다. 비약물 치료로서 하루 칼슘 1,200mg, 비타민 D 800~1,000IU 복용을 하면서 규칙적인 체중 부하 운동, 근육 강화 운동, 그리고 흡연자의 경우에는 금연, 과도한 음주 중단 등을 같이 시행한다. 과도한 음주란 하루 24~30g의 알코올에 해당하는데, 이것은 285ml 맥주 3잔, 30mL에 해당하는 증류수 3잔, 120mL 정도 되는 와인 3잔에 해당하는 양이다.

본인의 10년 내 골다공증성 골절 위험도를 알려주는 FRAX® (Fracture Risk Assessment Tool) 라고 하는 세계보건기구(WHO)에 의해 개발된 골절 위험도 예측 프로그램이 있다. www.shef.ac.uk/FRAX 사이트에 접속하여 한국어를 선택하여 나이, 체중, 키 등 기본 정보들을 입력하면 향후 10년 동안에 골절 위험도를 알려준다. 다소 전문적이긴 하지만, 일반인들도 충분히 사용이 가능하다.

---

47 1. Cosman, F. et al. Clinician's Guide to Prevention and Treatment of Osteoporosis. Osteoporos Int 25, 23592381 (2014).

11. 다양한 골다공증약, 어떤 약을 선택하면 좋을까?

- ✓ 우리나라에서 보편적으로 제일 많이 사용하는 약은 골 흡수 억제제인 비스포스포네이트제재이다. 최근 골 형성촉진제인 포스테오®가 급여 치료약물로 풀렸지만, 워낙 고가의 약이다 보니 급여 조건이 까다롭다.
- ✓ 경구로 복용하는 비스포스포네이트제제는 위장관계 합병증에 주의해야 한다.
- ✓ 주사 비스포스포네이트제재는 경구약을 매일 또는 매주 주기적으로 챙겨 복용하기 어려운 신체장애나 치매가 있는 사람들에게 좋다.

골밀도를 좋게 만드는 약은 크게 골 형성을 촉진하는 약과 골 흡수를 억제하는 약으로 나누어진다. 골 형성을 촉진시키는 약제에는 부갑상선호르몬 성분으로 포스테오®라는 약물이 있다. 이 약제는 2016년 12월 1일부터 우리나라에서는 10년 만에 급여로 풀렸으나, 1회 약값이 32만 원 정도로 매우 비싸며, 급여로 사용할 수 있는 조건이 까다롭다. 골 흡수 억제제에 효과가 없거나 사용할 수 없는 65세 이상인 골다공증 환자 중 골절이 2개 이상 발생한 환자에게 적용될 수 있으며, 최대 2년까지만 급여 적용이 가능하다. 이 약물을 1일 1회 피하주사할 경우에 척추 골절의 위험도가 65%까지 낮아진다고 보고된다.[48] 노인성 골다공증의 경우에는 골 흡수를 억제하는 것만으로는 부족해 골 형성촉진제를 사용해야 할 경우가 많다. 일본의 경우에는 이미 골 형성촉진제의 사용이 보편화되어 있다.

골 흡수를 억제하는 약물에는 비스포스포네이트, 칼시토닌, 에스트로겐, 랄록시펜 등이 있는데, 현재 우리나라 골다공증 환자의 70~80% 이상은 효과와 비용에 있어 유리한 비스포스포네이트 약물을 사용하고 있다. 비스포스포네이트 약물은 2~3년간 투약 시 골다공증성 골절을 40~70%가량 줄일 수 있는 것으로 보고된다.[49] 이 약물은 골다공증 예방과 치료 둘 다에 효과가 있다.

비스포스포네이트제제는 매일 먹거나 일주일에 한 번(알렌드로네이트, 리세드로네이트), 한 달에 한번 먹는 약(이반드로네이트)이 있으며, 주사약으로 3개월에 한 번(이반드로네이트), 1년에 한 번 맞는 약(졸레드로네이트)이 있다. 매일 알약으로 먹든, 1년에 한 번 주사를 맞든 드는 비용은 비슷하며 효과도 비슷하다. 그러나 입으로 복용하는 비스포스포네이트 약물은 식도염, 위궤양 등의 위장관 장애를 일으킬 위험성이 있으며, 약물의 생체흡수율이 0.7% 정도로 매우 낮아서 공복에 200mL 이상의 물과 함께 복용해야 하며, 복용 후에도 30분 이상은 다른 음식물을 섭취하면 안 된다. 또한, 복

---

48 1. Neer, R. M. et al. Effect of parathyroid hormone (1-34) on fractures and bone mineral density in postmenopausal women with osteoporosis. N. Engl. J. Med. 344, 14341441 (2001).
49 1. Solomon, C. G., Black, D. M. & Rosen, C. J. Postmenopausal Osteoporosis. New England Journal of Medicine 374, 254262 (2016).

용한 후에는 최소한 30분 이상은 앉거나 서 있어야 하며 누워서는 안 된다.

위염, 식도염, 위궤양 등의 위장장애가 있는 사람들은 특별한 예외사항이 아니라면 주사로 맞는 약을 맞는 것이 더 좋다. 경미한 위장장애가 있으나, 주사가 너무 싫은 사람들은 일단 한 달에 한 번 복용하는 약으로 바꾸어서 복용하는 것도 괜찮은 방법이다.

골다공증약은 한 번 복용하면 수년간 매일 혹은 매주, 매월 꾸준히 복용해야 하므로, 지속해서 꾸준히 복용하는 사람은 수개월 내 현저히 감소하기 감소하여 1년 이내에 50% 이상의 사람들이 약을 꾸준히 복용하는 데에 실패하게 된다. 주사약은 3개월, 1년에 한 번만 시행하면 되기 때문에 자주 투약하지 않아도 되며, 약을 주기적으로 챙겨 복용하기 어려운 신체장애나 치매가 있는 사람들에게 투약하기 좋다는 장점이 있다.

그러나 정맥으로 주사를 맞고 난 후 열, 근육통 등 독감과 비슷한 증상이 나타날 수 있다. 보통 주사 10명 중 1~3명에서 발생하게 되는데 1년에 한 번 맞는 주사약이 상대적으로 그런 반응이 잘 나타난다. 특히, 체중이 적게 나가는 왜소한 노인들의 경우에 그런 반응이 더 잘 나타난다. 보통 3개월에 한 번 주사하는 이반드로네이트 주사 약물이 독감 유사반응이 적은 것으로 알려져 있다.

폐경기 여성들의 경우에는 필요한 경우 여성호르몬인 에스트로겐 치료를 시행하는 것이 좋다. 그러나 에스트로겐은 장기간 사용 시 자궁내막암, 유방암, 정맥혈전증 등이 발생할 수 있으므로 최소한의 용량을 일정 기간 사용하는 것이 바람직하다. 골다공증 예방이나 치료만을 목적으로 에스트로겐 호르몬 치료를 하는 경우는 드물다.

골다공증약은 종류가 매우 다양하여 반드시 전문의의 진료를 보고 적절한 약을 처방받아야 한다. 그러나 환자 본인이나 가족들이 기본적인 골다공증약에 대한 지식을 알고 있으면 약 선택 시 큰 도움이 될 수 있을 것이다.

12. 골다공증약은 얼마 동안 복용해야 할까?

- ✓ 비스포스포네이트 골다공증약을 오래 복용할 경우, 드물지만 턱뼈의 괴사나 대퇴골 골절이 발생할 수 있다.
- ✓ 골절의 위험이 큰 사람이 아니라면 골다공증약을 3~5년 정도 복용 후 약물 복용을 얼마간 중단하였다가 다시 복용하는 것이 좋다.

골다공증약은 보통 한 번 복용하기 시작하면 매년 골밀도 검사를 시행하며 수년간을 복용하게 된다. 이 때문에 환자분들이 많이 하는 질문 중 하나는 언제까지 약을 복용해야 하냐는 것이다. 아무 부작용이 없고 돈이 안 들면 평생 복용하면 되겠지만, 이 세상에 그런 약은 없다.

골다공증 환자 10명 중 8명 이상은 비스포스포네이트 약물을 복용하고 있으므로 이 약물에 관해서 서술해 보도록 하겠다. 우리 몸의 뼈는 미세하게 부서져 흡수되고, 다시 새로운 골조직이 만들어지는 과정이 평생 끊임없이 반복되며, 이를 통해 건강한 뼈를 유지하게 된다. 골 흡수를 억제하는 비스포스포네이트 약물을 오래 복용하게 되면 미세 골절이 새로운 골조직으로 대체되는 과정에 문제가 생기면서, 드물지만 뼈가 괴사되는 심각한 합병증이 발생할 수 있다.

골 괴사 합병증이 발생하는 가장 흔한 부위는 대퇴골이다. 복용한 사람 중에서 매년 10만 명당 1명에서 1만 명당 5명 정도로 보고되어 그 빈도가 높지는 않다.[50]

또 다른 부위는 턱뼈로서 약을 복용하는 1만 명 중 1명 이하로 매우 드물게 발병한다.[51] 치아 발치, 임플란트 등 구강 내 시술, 수술 시에 각별히 조심해야 하는데, 미국 구강악안면외과의 지침을 참고하자면, 3년 이내로 골다공증약을 복용하였고, 다른 특별한 임상적인 위험이 없다면 구강 내 시술, 수술 시에 약을 중단할 필요는 없다. 그러나 3년 이하로 약을 복용하였어도 스테로이드제제를 함께 복용하고 있거나 3년 이상 골다공증약을 복용했을 경우에는 시술, 수술 전 3개월 이상 골다공증약의 복용 중단을 고려해야 한다고 권고한다.[52] 주사 골다공증약의 경우에는 그 근거가 미약한 상황이다.

비스포스포네이트 골다공증약의 복용 기간에 대한 명확한 기준은 없다. 보통 대퇴골두의 골밀도 T점수가 −2.0 이상이면 중단을 고려해 볼 수 있다. 그러나 나이가 많을수록 −2.0의 골밀도를 회복하기가 어려우므로 항상 나이에 맞는 골밀도를 고려하는 것은 중요하다. 예를 들어 골밀도 T점수가 −3.5인 80세 할머니는 아무리 약

---

50 1. Solomon, C. G., Black, D. M. & Rosen, C. J. Postmenopausal Osteoporosis. New England Journal of Medicine 374, 254262 (2016).
51 1. Otto, S. et al. Comments on 'diagnosis and management of osteonecrosis of the jaw: a systematic review and international consensus'. J. Bone Miner. Res. 30, 11131115 (2015).
52 1. Ruggiero, S. L. et al. American Association of Oral and Maxillofacial Surgeons position paper on bisphosphonate-related osteonecrosis of the jaws—2009 update. J. Oral Maxillofac. Surg. 67, 212 (2009).

을 오래 먹어도 −2.0 이상을 회복하기가 어렵다. 정확한 기준은 아니지만, 이전에 고관절이나 척추의 골절이 없는 사람의 경우 T점수가 −2.5 이상이 되면 3~5년간 골다공증약을 사용하고 중단하는 것을 고려해 볼 수 있다. 연세가 지긋한 노인들의 경우 골 형성 능력이 많이 저하되어 골 흡수 억제제만 가지고 골밀도를 올리기가 쉽지 않을 수도 있다. 최근 급여가 된 골 형성촉진제를 적절하게 이용 시 골다공증 치료에 큰 도움이 될 수 있을 것이다.

13 골다공증으로 발생한 척추압박골절의 치료는?

- ✓ 척추 압박골절 발생 시 절대적 침상 안정은 2~3일 정도만 한다. 이후에는 점진적으로 일상생활로 복귀해야 한다.
- ✓ 통증 조절은 대부분 약물로 가능하며, 발병 후 보통 2~3달이 지나면 통증이 많이 감소하게 된다.
- ✓ 발병 후 2달 정도는 허리에 힘을 주는 운동과 허리를 앞으로 굽히는 운동은 피해야 한다.

골다공증으로 인한 척추의 압박골절은 본인도 모르는 사이에 수주~수개월에 걸쳐서 오랜 시간 동안 저절로 발생할 수도 있으며, 보통 건강한 사람들에서는 골절이 발생하지 않을 가벼운 충격에 순간적으로 발생할 수도 있다. 보통 진행하지 않고 서서히 발생하는 압박골절은 2~3주가 지나면 통증이 사라지게 된다. 그러나 넘어지거나 무거운 물건을 들다가 순간적으로 발생한 압박골절의 경우에는 돌아눕는 것조차 힘들 정도로 심한 통증이 수개월 동안 지속될 수도 있다.

미끄러져 엉덩방아를 찧는 등의 순간적인 낙상이나 외상으로 인해서 발생한 척추의 압박골절은 갑자기 발생하는 극심한 통증으로 바로 병원을 찾게 되어 치료를 받게 된다. 그러나 서서히 발생하는 압박골절은 통증이 심하지 않아 근육통과 혼동하여 압박골절임을 알지 못하고 그냥 지내다가 우연히 엑스레이를 촬영해 보고 발견하게 되는 경우도 흔하다. 골다공증성 압박골절이 3명 중 1명 정도가 병원에 와서 진단을 받고 치료를 받게 된다. 엑스레이에서 척추의 압박골절 소견이 보이지만, 증상이 명확하지 않은 경우가 10명 중 3~5명에 달한다.

  심한 통증이 발생한 급성 압박골절 환자의 대부분은 비수술적인 치료에 잘 반응한다. 골다공증성 척추 압박골절로 심한 통증이 발생했을 경우, 제일 첫 단계의 치료는 진통제를 복용하여 통증을 가라앉히는 것이다. 심한 사람은 자세 변경을 못 할 정도로 매우 심하기 때문에 마약성 진통제를 흔하게 사용하게 된다. 마약성 진통제는 보통 변비를 만들게 된다. 변비로 인해 배변 시 힘을 주면서 복강의 압력이 올라가게 되면 골절된 척추의 통증이 악화하기 때문에 마약성 진통제의 복용과 함께 변비약을 같이 복용하는 것이 보통이다.

  침상 안정은 2~3일만 한다. 침대에서 누워 있는 기간이 길어지면 골다공증은 더 심해지고 척추주위의 근육을 비롯한 온몸의 근육에 위축이 발생하게 되어 전신적인 건강이 더 나빠지게 된다. 그 이후에는 통증이 허락하는 범위 내에서 일상생활의 활동을 조금씩 시작해야 한다. 통증은 보통 2~3달이 지나면 많이 감소하게 된다.

  심한 통증을 동반한 척추 압박골절의 급성기 약 2달 동안은 허리에 힘을 주어 움직이는 저항성 운동은 피해야 한다. 특히, 허리를 앞으로 굽히는 운동은 조심해야 한다. 압박골절은 쪼그려 앉기와 같이 허리를 앞으로 구부리는 자세에서 척추에 스트레스가 가면서 발생하기 때문이다.

사실 골다공증성 척추 골절은 균형감각의 저하와 순간적인 몸의 반응 능력의 저하로 인하여 노인들에서 많이 발생하게 된다. 낙상을 줄일 수 있으면 척추의 압박골절 또한 줄일 수 있을 것이다. 근력운동, 균형훈련을 비롯하여 태극권과 같은 운동을 꾸준히 시행하면 낙상의 위험성을 줄여 척추 골절을 줄일 수 있다.[53]

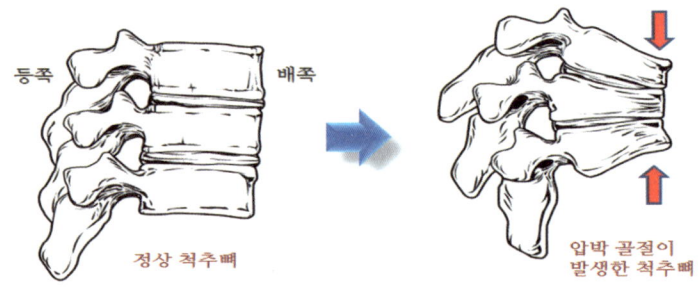

🔍 척추의 압박골절은 오른쪽 그림처럼 허리를 앞으로 굽히는 동작에서 잘 발생하게 된다. 따라서 골다공증성 압박골절이 발생했을 경우 허리를 앞으로 구부리는 동작이나 운동은 피해야 한다.

---

53 1. Gillespie, L. D. et al. Interventions for preventing falls in elderly people. Cochrane Database Syst Rev CD000340 (2001). doi:10.1002/14651858.CD000340

14. 척추 압박골절 골시멘트 시술 해야 하나?

✔ 급성 압박골절로 심한 통증이 발생한 환자들의 대부분은 비수술적 약물치료에 잘 반응합니다. 그러나 2~4주 이상 일상생활이 불가능할 정도로 통증이 지속되거나 여러 군데에 압박골절이 발생하여 척추 변형이 발생하는 경우에 골시멘트 시술을 시행을 고려해야 합니다.

골다공증성 척추 압박골절이 발생했을 경우 대부분의 환자들은 시술 없는 보존적 치료(약물과 침상 안정, 재활치료)에 잘 반응한다. 그러나 골절이 발생하고 2~4주가 지나도 통증이 호전되지 않고 지속되는 경우, 4일 이상 침대에 누워만 있을 정도로 통증이 심할 경우, 다발성 골절이 발생하여 척추의 모양에 변형이 발생하는 경우에는 압박골절이 발생한 척추에 골시멘트를 넣어서 굳혀주는 척추성형술을 고려해야 한다. 약물로 통증이 가라앉지 않았을 경우 시행해 볼 수 있는 다음 단계의 치료이지만, 척추성형술의 효과는 보존적 치료의 효과와 별반 차이가 없다는 것이 많은 연구의 결과

들이다.[54]

척추성형술은 굵은 바늘을 이용하여 시술하는 것으로 15~30분 정도면 시술이 끝나게 된다. 척추 안으로 주입한 시멘트가 즉석에서 굳어 뼈보다 강하게 골절부위를 고정하게 된다. 많은 사람이 척추에 압박골절이 발생했을 때 불안정하여 쉽게 척추가 꺾이지 않을까 하는 걱정을 하며, 불안정성을 없애주기 위해서 시멘트를 삽입하는 척추성형술을 해야 한다고 생각을 한다. 그러나 골다공증성 척추 압박골절은 척추 전반의 안정성에는 큰 영향을 주지 못하므로 그런 걱정은 하지 않아도 된다. 물론, 여러 부위에 압박골절이 발생하면 등이 앞으로 굽는 척추 변형이 발생할 수는 있다. 의학적 근거가 확실하지는 않지만, 척추 성형술을 받는 가장 큰 이유는 심한 통증이 복용하는 약물로 해결이 안 되기 때문이다.

척추성형술도 합병증이 발생할 수 있는데, 0.4~4%에서 시멘트가 새어 나와 척추신경 뿌리에 손상을 줄 수 있으며, 0.1%에서는 폐색전증이 발생하기도 한다.[55]

---

54 1. Ensrud, K. E. & Schousboe, J. T. Vertebral fractures. New England Journal of Medicine 364, 16341642 (2011).
55 1. McGirt, M. J. et al. Vertebroplasty and kyphoplasty for the treatment of vertebral compression fractures: an evidenced-based review of the literature. The Spine Journal 9, 501508 (2009).

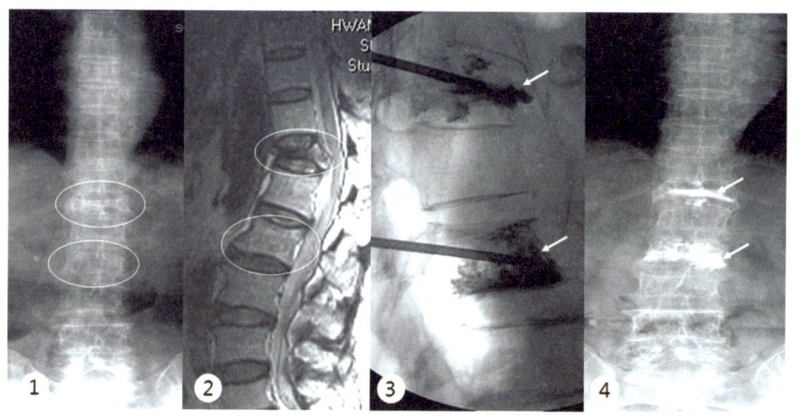

🔍 75세 여자 환자가 계단을 내려오다가 주저앉으면서 흉추 12번과 요추 2번 척추뼈에 압박골절(흰 원)이 발생하였다. 심한 통증이 4주 이상 지속되고 척추 모양에 변형이 발생하여 척추 성형술을 시행하여 골시멘트(화살표)를 주입하였다.

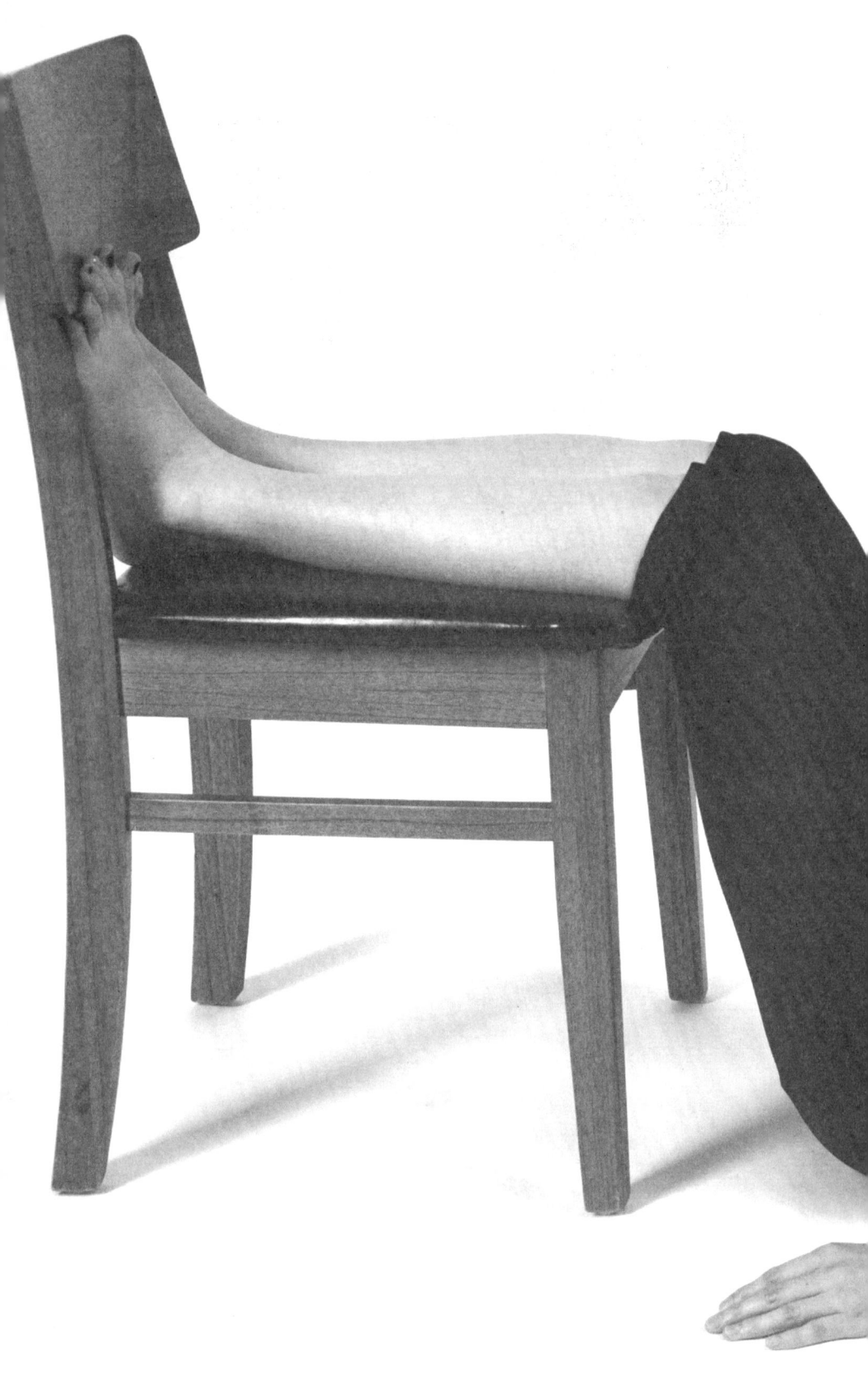

PART 7

허리통증과 취미 운동

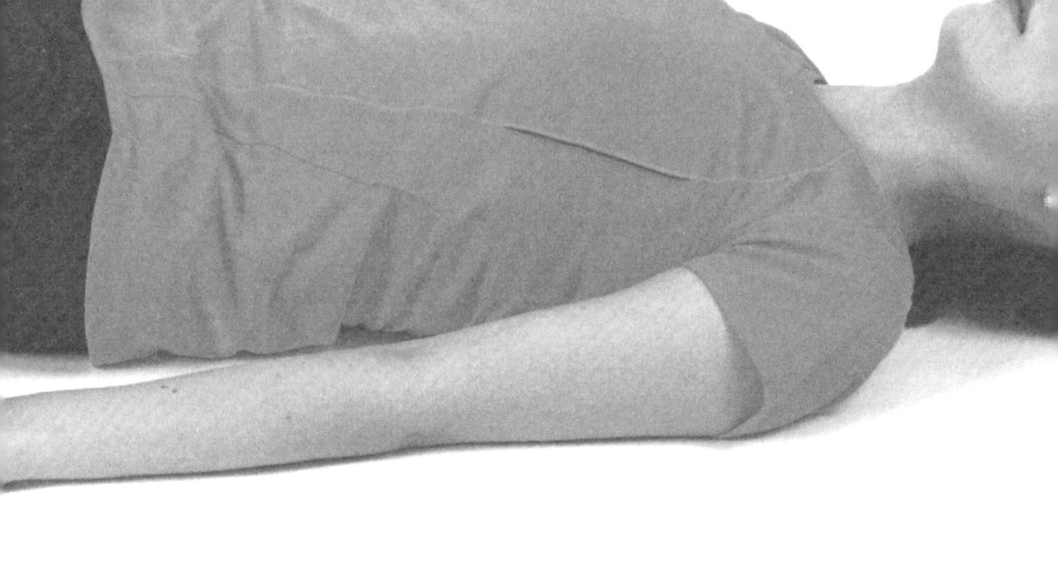

01 걷기, 조깅, 등산

책의 앞부분에서 설명했던 바와 같이 걷기는 허리 건강을 위해 매우 좋은 운동이다. 걸었을 때 혈관이 없는 추간판에 걸리는 정도의 압력 변화는 적절한 펌프작용을 하여 추간판에 필요한 영양소와 산소가 잘 공급되게 해준다. 또한, 걷기는 신경 민감성을 감소시키고 근육에 혈류와 산소공급을 늘려주게 된다. 수술 후에는 혈전 발생의 위험도를 줄여주는 이점이 있다. 매일 20~30분씩의 걷기 운동을 하며, 점진적으로 늘려나가면 된다.

조깅은 가만히 누워 있을 때보다 허리 추간판에 많게는 8배의 충격이 가게 된다. 허리와 관절에 특별한 문제가 없는 사람들에게는 조깅은 당연히 매우 좋은 유산소 운동이다. 그러나 허리 디스크로 진단받았거나 허리통증이 심한 경우라면 조깅도 조심해야 할 필요가 있다. 통증이 경미한 경우에 가벼운 조깅은 괜찮지만, 통증이 있다면 그 시간이나 강도를 줄여야 한다. 조깅 시 추간판에 가는 스트레스가 허리디스크를 더 악화시킬 위험이 있다. 허리 수술을 한 경우라면 적어도 3개월이 지난 후에 수술을 시행한 주치의와 상의 후에 가벼운 조깅을 시도하는 것이 좋으며, 통증이 발생한다면 역시 시간이나 강도를 줄여서 시행해야 한다.

등산은 무릎만 건강하다면 골다공증 예방과 허리건강에 좋은 운동이다. 허리디스크나 허리통증이 있다면 배낭은 메지 않는 것이 좋으며, 너무 경사가 심한 등산은 허리를 많이 앞으로 구부려 추간판에 스트레스를 많이 주게 되므로 피하는 것이 좋다. 또한, 배낭은 안 매는 것이 제일 좋지만, 어쩔 수 없이 매더라도 가벼운 무게로 허리에 무리가 가지 않게 해야 한다. 허리 수술을 시행한 경우에는 보통 수술 2개월 후부터 등산이 가능하며, 수술한 주치의와 상의 후 경사가 낮은 둘레길부터 시작하여 점진적으로 강도를 높여 나가야 한다.

02 수영

수영은 통증 감소, 척추 근육 이완, 척추 스트레스 감소를 위해 허리디스크 또는 요통 환자에게는 매우 좋은 운동으로 알려져 있다. 운동선수에서 요통의 발생을 분석한 몇몇 연구에서는 대조군으로서 수영선수들을 대상으로 하였는데, 이는 수영이 허리에 가장 무리를 주지 않는 운동이라는 가정 때문이다. 실제로 수영은 허리통증이 있는 사람들에게 좋은 운동이며, 고강도로 수영한다 하여도 특별히 허리 손상을 더 유발하지 않는다. 고강도의 수영을 하는 수영운동 선수들과 취미로 수영하는 사람들을 비교한 연구에서도 허리 손상과 허리통증에 차이는 보이지 않았으며, 수영하는 사람들에서의 요통 발생률은 보통 사람들과 비슷한 정도였다.[56] 그러나 허리디스크가 발병했거나 허리통증이 심한 사람들은 평영이나 접영은 허리에 무리를 주므로 피하는 것이 좋다. 허리 수술을 시행한 경우에는 수술의 종류에 따라 차이가 있지만, 보통은 수술 2개월 후부터 시행 가능하다.

---

56 1. Folkvardsen, S. et al. Does elite swimming accelerate lumbar intervertebral disc degeneration and increase low back pain? A cross-sectional comparison. Eur Spine J 25, 28492855 (2016).

03 골프

골프는 한쪽으로 허리 신전, 회전의 과다한 반복 운동을 하게 되어 허리에 좋지는 않을 것이라는 생각을 상식적으로 한다. 실제로 스윙을 하게 되면 누워 있을 때보다 허리에 8배의 스트레스를 주게 된다. 이 정도의 스트레스는 허리디스크를 충분히 일으킬 수 있다. 실제로 골퍼들의 26~52%에서 허리통증을 경험하게 된다.[57] 골프백을 직접 지고 라운딩을 한 골퍼들에서는 허리 손상의 위험이 더 크다.

골프를 시작하기 전 준비 운동은 허리를 비롯한 어깨, 팔 등 근골격계 손상을 예방하는 데 있어서 매우 중요하다. 실제로 골프 라운딩 시작 10분 전에 이루어진 준비 운동은 근골격계 손상을 60%까지 줄였다는 연구 보고가 있다.[58]

원칙적으로 허리통증이 있거나 허리디스크가 발병한 환자는 골프를 피하는 것이 좋다. 그러나 허리통증의 정도가 개인마다 매우 가벼운 사람부터 심각한 사람까지 매우 다양하고, 골프 자체를 너무

---

[57] 1. Gluck, G. S., Bendo, J. A. & Spivak, J. M. The lumbar spine and low back pain in golf: a literature review of swing biomechanics and injury prevention. The Spine Journal 8,(2008).
[58] 1. Gosheger, G., Liem, D., Ludwig, K., Greshake, O. & Winkelmann, W. Injuries and overuse syndromes in golf. Am J Sports Med 31, 438443 (2003).

좋아하며 친교 및 사교의 한 장으로서의 골프를 완전히 중단하기는 쉽지 않기에 피할 수 없는 경우라면 이 책에서 강조했던 중심 근육 운동을 꾸준히 시행하여 허리를 더욱 건강하게 만들어 놓아야 하겠다. 처음 요통이 있었던 환자들에서 중심 근육 운동을 열심히 시켰을 때 요통의 재발이 감소할 것이며, 허리디스크로의 진행도 예방할 수 있을 것이다. 허리 질환에 따라 상태의 경중에 따라 중심 근육 운동을 하는 기간이 다 다를 테지만, 급성통증으로 허리디스크로 진단받은 경우에는 적어도 4~6주 정도는 골프를 중단하고 열심히 중심 근육 운동을 시행하고, 이후 점진적으로 서서히 다시 골프를 시작하는 것을 권고한다.

허리 중심 근육 운동을 충분히 시행 후 다시 골프를 시작할 때는 연습 시마다 워밍업과 스트레칭 운동을 충분히 시행 후 비거리에 너무 욕심을 내지 말고 시행해야 하겠다. 연습장에서 연습 시 스윙은 100회를 넘기지 말고, 한 번 스윙 시 충분한 휴식시간을 갖는 것이 좋다. 다시 통증이 발생한다면 시간이나 강도를 줄여서 시행하거나 다시 중단해야 한다.

허리디스크로 수술을 시행한 경우에는 수술의 종류에 따라 골프로 복귀할 수 있는 시간이 다르다. 추간판 절제술만을 시행 받은 경우에는 추간판이 조직적으로 최고로 안정화되어 추간판 재파열의 위험이 낮아지는 12주 이후에 서서히 골프로 복귀하는 것이 좋다.[59] 수술 후 중심 근육 운동을 체계적이고 지속적으로 시행해야 하는 것은 재발 예방을 위한 핵심이다. 점진적으로 서서히 골프를

---

59 1. Gluck, G. S., Bendo, J. A. & Spivak, J. M. The lumbar spine and low back pain in golf: a literature review of swing biomechanics and injury prevention. The Spine Journal 8,(2008).

시작해야 하는데, 항상 라운딩 전에 충분한 준비 운동을 시행해야 하며, 짧은 아이언으로 먼저 시작하는 것이 좋으며, 바로 18홀보다는 9홀을 먼저 라운딩 후 18홀로 가는 것이 좋다. 또한, 모래나 경사가 심한 곳, 깊은 러프에서는 스윙을 피하는 것이 좋다. 다시 통증이 재발한다면 4주 이상 골프를 중단해야 하며, 다시 전문의와 상의하여 점진적으로 골프에 복귀해야 한다.

척추 유합술을 시행한 경우에는 뼈를 많이 깎아내게 되므로 6~12개월은 경과한 후에 골프로 복귀하는 것이 좋다. 복귀 시 주의사항은 추간판 절제술 시와 비슷하다. 한 가지 중요한 것은 척추 유합술을 시행한 경우 골프를 지속하게 되면 장기적으로 허리에 퇴행성 변화를 가속화시키며 합병증 발생의 위험이 커진다는 사실이다.

04 자전거 타기

 자전거 타기는 조깅, 수영과 함께 대표적인 유산소 운동으로 무릎 관절염으로 고생하는 사람들에게는 수영과 더불어 매우 좋은 운동이다. 그렇지만 자전거 탈 때의 허리를 앞으로 굽히게 되고 목을 펴게 되는 자세 때문에 목과 허리에는 안 좋은 영향을 주기 쉽다. 취미로 자전거를 타는 사람들의 약 50%에서는 목 통증이, 30% 정도에서는 허리통증이 발생한다는 보고도 있었다.[60] 자전거 탈 때 목의 지속적인 과신전으로 인해 뒷목과 날개뼈 주위 근육에 과부하가 걸려 근육통 또는 근막통 증후군 등이 발생하게 된다. 목의 과신전을 최대한 막기 위해 자전거의 핸들을 높이는 방법이 있다. 허리통증은 지속적으로 허리를 굽히고 있는 자세에 의해 추간판에 스트레스가 가면서 발생하게 된다. 허리 추간판의 손상을 최대한 예방하기 위해서 핸들의 높이를 올리거나, 핸들과 안장 사이의 거리를 적절히 길게 유지하는 것이 좋다. 또한, 안장을 앞으로 약간 기울이는 것도 하나의 좋은 방법이 된다. 자전거를 탈 때는 허리건강을 위해 골반의 정상적인 위치와 움직임이 중요한데, 이것은

---

60 1. Wilber, C. A., Holland, G. J., Madison, R. E. & Loy, S. F. An epidemiological analysis of overuse injuries among recreational cyclists. Int J Sports Med 16, 201206 (1995).

중심 근육의 안정화 운동을 통해 관리될 수 있다.

자전거를 탈 때는 목과 허리 척추에 좋지 않은 자세로 오랜 시간 움직이지 않게 되므로, 자주 쉬면서 스트레칭 운동을 해 주는 것이 좋은데, 20~30분에 한 번은 자전거를 세워두고 스트레칭 운동을 시행해 주는 것이 좋다. 한 연구에 의하면 일주일에 160km 이상 자전거를 타는 사람들이 그 이하로 타는 사람들보다 허리통증의 발생 위험도가 3.6배나 높았다고 한다.[61]

허리디스크나 허리통증이 심한 사람들은 자전거 타기를 피하는 것이 좋다. 만약 꼭 타야 한다면 타는 도중에 핸들을 잡는 손에 위치 변화를 주고 허리의 움직임을 지속적으로 만들어주어 한 자세로 척추가 오랫동안 고정되는 것을 막아야 하며, 될 수 있으면 자주 멈추어 자전거에서 내려서 스트레칭 운동을 시행해야 한다.[62] 또한, 자전거 운전에 문제가 없는 범위 안에서 최대한 안장은 낮게, 핸들은 높게, 안장과 핸들과의 거리를 적절히 잘 조절해야 한다. 만일 허리통증이 더 심해지는 경우에는 중단하고 다른 운동을 하는 것이 좋다.

---

61 1. SCHULTZ, S. J. & GORDON, S. J. Recreational cyclists: The relationship between low back pain and training characteristics. Int J Exerc Sci 3, 7985 (2010).
62 1. Kotler, D. H., Babu, A. N. & Robidoux, G. Prevention, evaluation, and rehabilitation of cycling-related injury. Current sports medicine reports 15, 199206 (2016).

05 테니스, 탁구, 배드민턴

테니스, 탁구, 배드민턴은 특별한 질환이 없는 사람에게는 심폐기능, 근지구력 등에 매우 좋은 운동이다. 또한, 점프 동작을 자주 하게 되어 골밀도에도 매우 도움이 되는 운동이다. 그러나 허리 질환이 있는 사람들에게는 그리 좋은 운동이 되지 못한다. 테니스와 배드민턴의 경우 허리를 구부리고 펴는 동작이 많으며, 많은 점프 동작과 허리 회전 동작이 허리에 많은 스트레스를 주기 때문에 허리디스크 환자에서는 조심해야 한다. 평균연령 17세 달하는 청소년 테니스 선수들을 대상으로 한 연구에서는 84%가 척추에 비정상 판정을 받았다.[63]

원칙적으로 허리디스크 환자들은 라켓 운동을 될 수 있으면 피하는 것이 좋지만, 꼭 하고 싶다면 점프 동작을 줄이고 가볍게 시행해 볼 수는 있다. 그러나 골프와 마찬가지로 결국 디스크의 재발과 허리 손상을 줄이는 유일한 방법인 중심 근육 운동을 충분히 시행하여 허리의 안정성을 확보해 놓아야 하겠다.

매 연습 시마다 워밍업과 스트레칭 운동을 충분히 시행 후에 해

---

63 1. Alyas, F., Turner, M. & Connell, D. MRI findings in the lumbar spines of asymptomatic, adolescent, elite tennis players. Br J Sports Med 41, 836841 (2007).

야 한다. 통증이 발생한다면 역시 시간이나 강도를 줄여서 시행하거나 중단해야 한다.

허리디스크로 추간판 절제술만을 시행받았으면 추간판이 조직적으로 최고로 안정화되어 추간판 재파열의 위험이 낮아지는 12주 이후에 서서히 운동을 시행하는 것이 좋다.

척추 유합술을 시행한 경우에는 뼈를 많이 깎아내게 되므로 6~12개월은 지난 후에 다시 운동을 점진적으로 서서히 시행해보는 것이 바람직하다.

목, 허리 건강의 비밀

펴 낸 날 2017년 8월 17일
2쇄발행 2019년 11월 22일

지 은 이 김영범
펴 낸 이 이기성
편집팀장 이윤숙
기획편집 허나리, 정은지, 한솔, 윤가영
표지디자인 허나리
책임마케팅 강보현, 류상만
펴 낸 곳 도서출판 생각나눔
출판등록 제 2018-000288호
주　　소 서울 잔다리로7안길 22, 태성빌딩 3층
전　　화 02-325-5100
팩　　스 02-325-5101
홈페이지 www.생각나눔.kr
이 메 일 bookmain@think-book.com

- 책값은 표지 뒷면에 표기되어 있습니다.
  ISBN 978-89-6489-748-5　13510

- 이 도서의 국립중앙도서관 출판 시 도서목록(CIP)은 서지정보유통지원시스템 홈페이지 (http://seoji.nl.go.kr)와 국가자료공동목록시스템(http://www.nl.go.kr/kolisnet)에서 이용하실 수 있습니다(CIP제어번호: CIP2017018181).

Copyright ⓒ 2017 by 김영범, All rights reserved.
· 이 책은 저작권법에 따라 보호받는 저작물이므로 무단전재와 복제를 금지합니다.
· 잘못된 책은 구입하신 곳에서 바꾸어 드립니다.